AF398855

Margarita Sánchez García

Misteltherapie als symbolische Heilung

Eine semiotische Analyse am Beispiel der Krebstherapie
in der anthroposophischen Medizin

1999

Dissertation zur Erlangung des Doktorgrades der Medizin
der Medizinischen Fakultät der Universität Ulm

Amtierender Dekan: Prof. Dr. P. Gierschik
1. Berichterstatter: Prof. Dr. Horst Kächele
2. Berichterstatter: Prof. Dr. Peter Novak
Tag der Promotion: 22.10.99

Herstellung: Libri Books on Demand
November 1999
ISBN 3-89811-337-X

An

Werner natürlich

INHALT

DIE GRETCHENFRAGE DER MEDIZIN

Für den Psychotherapeut ist der Placeboeffekt ein konkurrierender Effekt; für den Somatiker ist er ein kontaminierender, störender Effekt. Und beide Auffassungen gehen von nachweislich falschen Prämissen aus: das gebrochene Bein und der schmerzhafte Rücken verdeutlichen, dass in einem Fall der Chirurg mehr nutzt, im anderen Fall mehr schadet. Das empirisch bestens belegte Placebophänomen demonstriert die Unvermeidlichkeit einer psychosozialen Dimension bei jedweder medizinischen Intervention. Auf den Punkt gebracht hat dies von Uexküll in einem speziellen Kapitel erstmals in der fünften Auflage im Lehrbuch "Psychosomatische Medizin": Placebo und Qualität der Arzt-Patient-Beziehung sind ein und dasselbe.

Ist es ausreichend mit dem Placebo-Effekt die Wirksamkcit von sogenannten para-medizinischen, alternativen Heilmethoden zu erfassen? Dieser Frage geht die Untersuchung von Margarita Sanchez, eine gebürtige Kolumbianerin, nach. Sie tut dies, indem sie eine in der BRD gut etablierte alternative Form der Medizin untersucht, nämlich die auf der Anthroposophie Rudolf Steiners beruhende Medizinpraxis auf ihre Grundlagen hin analysiert. Im Zentrum steht das Konzept der Symbolischen Heilung, das in der Ethno-Anthropologie gut etabliert ist. Mit diesen Werkzeugen gelingt es ihr, am Beispiel der adjuvanten Misteltherapie bei der Behandlung von Krebserkrankungen nachzuweisen, warum solche alternativen Behandlungen Wirkung zeigen können.

Wenn das Wunder des Glaubens liebsten Kind sein kann, dann scheint es angezeigt, solche Untersuchungen wie die vorliegende aufzugreifen, und auch die Ritualwelt der Schulmedizin unter diesen Horizonten zu untersuchen.

Prof. Dr.med. Horst Kächele

Abteilung Psychotherapie und Psychosomatische Medizin

Universität Ulm

VORWORT

> „Man möchte nach der Beschreibung so einer magischen Kur immer sagen: Wenn das die Krankheit nicht versteht, so weiß ich nicht, wie man es ihr sagen soll" (Wittgenstein 1989: 35).

Während der vorklinischen Semester an der medizinischen Fakultät in Bogotá (Kolumbien) war meine Begeisterung für die Naturwissenschaften sehr groß und ich wartete freudig auf meine ersten klinischen Erfahrungen. Neben der schulmedizinischen Seite meiner Ausbildung habe ich an verschiedenen alternativen Ausbildungsangeboten teilgenommen: Akupunktur, Neuraltherapie, Elektroakupuntur etc. Jedes Mal tauchte ich in eine neue Welt verschiedener Glaubenssätze, verschiedener Menschenbilder ein. Alle Heilsysteme zielten im medizinischen Sinn auf dasselbe Ziel hin: leidenden Menschen zu helfen, die krank oder unglücklich waren.

Doch jedes Mal mußte ich mich in ein anderes System versetzen und von da aus eine Anamnese unter Berücksichtigung von Symptombildern und Signalen, wie z. B. von Affekten oder Geschmackspräferenzen vornehmen, welche ich im schulmedizinischen Sinn nie in Zusammenhang mit der Erkrankung von bestimmten Organen gebracht hätte. Ich hätte es für irrelevant gehalten, den Patienten zu fragen, ob er süß oder sauer bevorzugt oder ob er eher ärgerlich oder traurig ist. Jedes Mal mußte ich mich auf neue Konzepte einstellen und ein entsprechendes »Ritual« durchführen. Mit der Zeit entwikkelte sich in mir ein Widerspruch. Einerseits war ich doch relativ zufrieden mit der konventionellen Medizinausbildung und vertraute dem naturwissenschaftlichen Weltbild, aber andererseits mußte ich immer wieder staunen, wie gut unkonventionellen und unbewiesenen Behandlungsmethoden wirken.

Dies zeigte sich besonders in meinen Erfahrungen im AiP, wo ich in abgelegenen Orten im Urwald, in meinem Heimatland Kolumbien-Südamerika, aus Mangel an konventionellen Medikamenten oft auf die sogenannten alternativen medizinischen Praktiken zurückgreifen mußte. Die Patienten waren zufrieden und erfuhren oftmals eine Linderung ihrer Symptome oder behaupteten, sie wären geheilt. Ich wurde sogar gerade deswegen aufgesucht, weil die Patienten erfahren hatten, daß ich auch andere Methoden verwenden würde.

Da diese Verfahren naturwissenschaftlich nicht bewiesen sind, tauchten in mir viele Fragen auf: Stehen diese Methoden oder

Schulen grundsätzlich in Widerspruch zu der Schulmedizin? Wie kann ich meinen Patienten besser helfen? Warum bestehen manche Patienten auf eine Behandlung mit alternativer Medizin, auch wenn die Schulmedizin Tag für Tag große Fortschritte macht und nur das Beste anbieten will? Sind diese Heilmittel alle Placebos? Auf jeden Fall haben sie auf den Patienten einen Effekt. Liegt diese Wirkung in dem Vertrauen, das der Patient dem Arzt gibt? Reicht die Zuwendung des Arztes oder ist es die Farbe der Tabletten oder die Größe derselben, die letztendlich ihn überzeugt und hilft. Andererseits bedeutet für den Patienten vielleicht das Kranksein eine Krisenlösung für andere Probleme und wir suchen fälschlicherweise in jedem Organ, obwohl die Krankheit vielleicht in der Vorstellung eines Menschen sitzt, der mit seelischen, familiären oder sozialen Problemen überlastet ist. Viele Fragen und nur partielle Antworten.

Ich wollte auf wissenschaftliche Erklärungen nicht verzichten und so beschäftigte ich mich mit sozial-medizinischen Wissenschaften. Dabei zeigte sich mir besonders in den semiotischen Ansätzen über Religion und Kultur in Zusammenhang mit Heilung und Heilungsritualen, daß Handlungen auch eine symbolische Rolle für das Krankwerden und die Heilung des Patienten spielen können, indem sie helfen können, das Verhältnis von Bewußtsein, Körper und Kultur auszutarieren. Um dieses Phänomen zu erforschen, schien mir die Misteltherapie bei Krebs innerhalb der anthroposophischen Medizin als Untersuchungsobjekt geeignet, da die anthroposophische Medizin als ein etabliertes »alternatives System« gilt, indem unkonventionelle Heilungsmethoden »integriert« werden.

Zum Schluß möchte ich mich besonders bedanken bei Prof. Horst Kächele für die Betreuung und den Mut, meine Arbeit anzunehmen, bei Prof. Peter Novak für Anregung und Diskussion, bei meinem Mann Dr. Werner Vogd für seelische und praktische Unterstützung, sowie stilistische Korrekturen. Bei der Abt. Psychotherapie und Psychosomatik der Universität Ulm für die großzügige Unterstützung, besonders bei Frau Berti. Ebenfalls möchte ich der KAAD für die finanzielle Unterstützung danken, sowie Frau Prof. Ina Rösing und Dr. Frank Kressing aus der Abteilung Anthropologie für die Begleitung meiner Arbeit im Anfangsstadium.

Ulm, den 10. 5. 99

I. EINLEITUNG

1. Fragestellung der Arbeit

Die Mistel ist das zentrale »Heilagens« in der anthroposophischen
Krebstherapie. Aus schulmedizinischer Sicht ist ihre Wirkung jedoch
stark umstritten. In dem Memorandum der Bundesärztekammer hierzu, daß:

> „Keiner der bisher vorgelegten Behandlungsberichte international
> anerkannten, medizinischen Kriterien standhält"[1].

In der Bundesrepublik ist die Misteltherapie dennoch als »Besondere
Therapierichtungen« zugelassen. Es existieren im Rahmen des Arz-
neimittelgesetzes drei »Besondere Therapierichtungen«: die Homöopathie, die Anthroposophie und die Phytotherapie. Alle drei stellen
Mistelpräparate her, jedoch wird die Misteltherapie von diesen drei
Einrichtungen in jeweils vollkommen verschiedenen therapeutischen
Settings eingesetzt, die in drei völlig verschiedene Monographien[2]
beim Bundesgesundheitsamt niedergelegt sind. Sie werden von den
»Schulen« bei jeweils verschiedenen Krankheitsbildern in unterschiedlichen Formen eingesetzt, z. B. innerhalb der Homöopathie
„zur Segmenttherapie bei degenerativen entzündlichen Gelenker-
krankungen". In der Anthroposophie hingegen wird die Mistel zur
Therapie von bösartigen und gutartigen Geschwulstkrankheiten eingesetzt[3].

Aus der höchst unterschiedlichen medikalen Anwendungspraxis kann
man schon ableiten, daß die drei »besonderen Therapierichtungen«
sich nicht allein auf spezifische botanische oder pharmakologische
Qualitäten der Pflanze berufen können, um die Anwendung der

---

[1] Vorstand und Wissenschaftlicher Beirat der Bundesärztekammer: Memorandum. Arzneibehandlung im Rahmen der »Besonderen Therapierichtungen«
(1991: 65).

[2] Die Bundesärztekammer schreibt in ihrem Memorandum, daß „die Monographien die Stoff, Zubereitungs- und Anwendungsbedingungen präzisieren, deren
Beachtung Voraussetzung für die Zulassung mistelhaltiger Präparate zum Arz-
neimittelmarkt sind" (ebd. S. 63). Beachtenswert ist, daß trotz Einheitlichkeit der
botanischen Qualität des Pflanzenstoffes Mistel die Inhalte der drei differieren.

[3] Vorstand und Wissenschaftlicher Beirat der Bundesärztekammer: Memorandum. Arzneibehandlung im Rahmen der »Besonderen Therapierichtungen«
(1991: 4f.).

Mistelpräparate zu rechtfertigen. Dies gilt besonders für die Anthroposophie, denn die anthroposophische Fachliteratur beruft sich weniger auf die pharmakologischen Eigenschaften der Pflanze als auf ihre »geistigen« Eigenschaften, welche durch die anthroposophische »Menschen- und Naturerkenntnis« entdeckt wurden.

Der Ausgangspunkt der vorliegenden Untersuchung ist jedoch nicht die spezifische Wirkung der Mistel in der Krebstherapie, sondern gerade der Widerspruch zwischen ihrer pharmakologischen Fragwürdigkeit und ihrer nicht zu verleugnenden Attraktivität für den Patienten: Spannung zwischen hochlobender anthroposophischer Insider-Diskussion[4] und vernichtender Kritik durch die Schulmedizin[5].

Für diese Analyse der anthroposophischen Misteltherapie muß jedoch ein Standpunkt gefunden werden, der weder in eine kritiklose Metaphysik verfällt noch die Auseinandersetzung mit ihr durch den Verweis auf ihre Unwissenschaftlichkeit per se aus dem wissenschaftlichen Diskurs ausklammert, denn gerade in dem Raum „Glauben und Beweisen" besteht eine Forschungslücke in bezug auf die seriöse Auseinandersetzung mit diesem Thema, die eine andere Perspektive aufdecken kann. Der Zugang, der hier gewählt wurde, ist der Blickwinkel der Semiotik, denn hier kann die tieferliegende Symbolik der anthroposophischen Medizin analytisch durchdrungen werden. Entsprechend ergibt sich der Forschungsgegenstand dieser Arbeit: die anthroposophische Misteltherapie in der Krebsbehandlung unter dem Blickwinkel der »symbolischen Heilung«. Die Relevanz dieser Auseinandersetzung ergibt sich einerseits wegen der breiten institutionellen Verbreitung der anthroposophischen Medizin, andererseits aufgrund der Attraktivität der Misteltherapie als alternatives medizi-

---

[4] Die Anthroposophen Hornung (1982) und Kiene (1984) kommen beispielsweise in ihren Arbeiten zur Misteltherapie bei Krebs zum Schluß, daß eine Verlängerung der Lebenserwartung mit einem hohen Maß an Wahrscheinlichkeit anzunehmen ist, ebenso wie positive Einflüsse auf die Lebensqualität des Patienten nachzuweisen sind.

[5] Oepen (1992) kritisiert beispielsweise sowohl die anthroposophischen therapeutischen Methoden als auch viele andere »alternative« medizinische Methoden. Der Autor vertritt die Meinung, daß auf Prüfkriterien wie Reproduzierbarkeit der Ergebnisse und »objektive« Ermittlung der Nutzen-Risiko-Relation nicht verzichtet werden darf. Der Autor äußert Einwände gegen die Anwendung von unüberprüfbaren Methoden zur Erzielung eines Placeboeffekts und argumentiert, „daß Patienten mit funktionalen Störungen hierdurch unnötig lange im Krankheitszustand und in Abhängigkeit gehalten werden" (Oepen 1992: 244).

nisches Verfahren, insbesondere für Menschen, die aus schulmedizinischer Sicht keine Hoffnung mehr auf Heilung haben.

2.1. Rudolf Steiner und die Anthroposophie

Die Anthroposophie ist untrennbar mit der Person Rudolf Steiner und seinem Werdegang verbunden. Geboren wurde Steiner am 27. Februar 1861 in Kraljevec im damaligen ungarisch- kroatischen Grenzgebiet als Sohn eines österreichischen Bahnbeamten, seine Kindheit und Jugend verbrachte er in verschiedenen Orten in Österreich. 1879 beendete er das Abitur und begann an der Wiener Technischen Hochschule zu studieren: Mathematik, Naturwissenschaften, Literatur, Philosophie und Geschichte. Ein wichtiger Studienschwerpunkt von ihm war die Auseinandersetzung mit Goethe. 1883 wurde Steiner mit der Herausgabe der „Naturwissenschaftlichen Schriften Goethes" in „Kürschners Deutsche-Nationalliteratur" beauftragt. Dort erschienen 1886 auch seine „Grundlinien einer Erkenntnistheorie der Goetheschen Weltanschauung". In Weimar war Steiner später dann ständiger Mitarbeiter am Goethe- und Schiller-Archiv und für die Herausgabe der Naturwissenschaftliche Schriften im Rahmen der Sophien-Ausgabe zuständig. 1891 promovierte Steiner zum Doktor der Philosophie an der Universität Rostock. 1892 erschien die erweiterte Dissertation: „Wahrheit und Wissenschaft", ein Vorgriff auf die 1894 erschienene „Philosophie der Freiheit", welches sein erkenntnistheoretisches Hauptwerk darstellt (Steiner 1983)[6] .

Einige der weiteren Werke aus der Zeit und Folgezeit sind: „Grundzüge einer modernen Weltanschauung" (1894), „Seelische Beobachtungsresultate nach Naturwissenschaftlichen Methoden" (1894), „Friedrich Nietzsche, ein Kämpfer gegen seine Zeit" (1895), „Goethes Weltanschauung" (1897). Seit 1899 übte Steiner diverse Lehrtätigkeiten aus z. B. an der von W. Liebknecht gegründeten Berliner „Arbeiter- Bildungsschule" (Kluger 1978).

1902 -1912 war ein sehr wichtiger Zeitraum in Steiners Leben. Einerseits begann Steiner mit der »anthroposophischen« Vortragstätigkeit, obwohl die Anthroposophie als Institution noch nicht zu der Zeit existierte und übernahm 1902 als Generalsekretär gleichzeitig die Leitung der deutschen Sektion der theosophischen Gesellschaft.

---

6 Siehe auch Paul (1992) und Kluger (1978).

Steiners Arbeiten aus dieser Zeit gelten als die »Entwicklungsphase«
der Anthroposophie mit dem Schwerpunkt „Ausgestaltung und Entwicklung der abendländischen Esoterik" (Paul 1992: 22).

Außerdem begann auch die „Innere Schulung" Steiners, als er im
Oktober 1902 als Mitglied der „Esoterischen Schule"(ES) von Annie
Besant aufgenommen wurde. Zu dieser Phase sind Werke wie „Theosophie"(1904), „Wie erlangt man Erkenntnisse der höheren Welten?"(1905) und „Geheimwissenschaft im Umriß"(1910) entstanden.

1913 erfolgte die Trennung von der Theosopischen Gesellschaft. Eine neue Lebensphase begann. Die anthroposophische »Alltagskultur«
entstand. Kristallisationspunkt dieser Entwicklung waren die Auf-
bauarbeiten am „Goetheanum" in Dornach (1912/13-1922)[7], welche
sich aufgrund von Anfeindungen mit der Nachbarschaft und internen
Spannungen unter äußerst schwierigen Bedingungen vollzog. Trotz
oder gerade wegen der Schwierigkeiten gelang der Anthroposophie
der Schritt von einem spirituellen Meditationszirkel zu einem all-
tagspraktischen System:

---

[7] Das Gotheanum ist der Zentral Bau der Anthroposophie und der Sitz der Allgemeinen Anthroposophischen Gesellschaft (Weltgesellschaft). Es ist eine Freie
Hochschule für »Geisteswissenschaft« und für die Öffentlichkeit auch ein Kon-
greßzentrum mit über achtzig Fachtagungen und öffentlichen Veranstaltungen im
Jahr, eine Bühne und einen Ausführungsort mit zwei Sälen (1000 Plätze und 500
Platze) für Schauspiel, Eurythmie und Musik; im Repertoire stehen klassische
und moderne Stücke. Berühmt ist die Dornacher Bühne insbesondere durch die
ungekürzten Aufführungen von Goethes Faust und die Mysteriendramen von
Rudolf Steiner.

„Während des Aufbaus Dornachs zu einem sozialen Gemeinwesen unter schwierigen äußeren und sozialpsychologischen Bedingungen ereignete sich der historisch betrachtet für eine spirituelle Gruppierung sehr ungewöhnliche Übergang von einer eher meditationsbezogenen Kultur zur langfristig systematischen, lebenspraktischen Wendung in die kulturelle Erneuerung: in die Gestaltung von Kultur, von Dingen und Objekten des täglichen Lebens, in die Entwicklung subtiler Techniken und in die Erforschung von Steigerungspotentialen der Natur. Eine erste und grundlegende Entscheidung in Richtung Alltag war damit praktisch vollzogen" (Paul 1992: 170).

Drei Jahre vor Steiners Tod, 1922, wurde das Goetheanum aufgrund einer Brandstiftung von Anwohnern aus der Nachbarschaft vollständig zerstört. Bis zu seinem Tode im Jahre 1925 arbeitete Steiner an dem Wiederaufbau des Goetheanums (Kluger 1978).

2.2. Institutionalisierung der Anthroposophie

Paul (1992) kommt nach einer soziologischen Untersuchung über die Anthroposophie im Raum Baden-Württemberg während der Zeit von 1945 bis 1990 zu dem Schluß, daß es sich bei der Anthroposophie um eine »spirituelle Alltagskultur« mit amorphen Züge handelt. Sie bestehe seit 90 Jahren in dieser Form. Paul bezeichnet die Anthroposophie zwar als eine spirituelle Alltagspraxis, nicht jedoch als eine Religion, denn Religion ist nach ihm ein Begriff, der für die Anthroposophie eigentlich noch nicht rekonstruiert ist, bestenfalls könne die Anthroposophie als »außerkonfessionelle« neue religiöse Bewegung typisiert werden:

„Unter den Kriterien »äußerlich« und »außerkonfessionell« läßt sich die anthroposophische Bewegung als eine neue religiöse Bewegung typisieren, die sich über den Weg in den Alltag durch Beruf, eigene Institutionen und Kulturangebote eine tragfähige soziale Basis geschaffen hat, und der es gelungen ist, durch eine spirituell fundierte Kultur Strukturen des täglichen Lebens zu gestalten" (Paul 1992: 176).

Soziologisch belegbar ist für ihn jedoch,

„daß die Ideen Rudolf Steiners einen beständigen sozialen Träger gefunden haben, und daß ihre Umsetzung in Kultur Alltagsstrukturen gestalten kann" (Paul 1992: 172).

Hierzu hat besonders die Entstehung von verschiedenen Institutionen beigetragen, die sogenannten Musterinstitutionen[8], welche Ende der 20er Jahre gegründet wurden. Die erste Waldorf-Schule wurde im Jahre 1919 eröffnet. Von den verschiedenen Projekten erwiesen sich im folgenden verschiedene Verlage, die Waldorf-Pädagogik, die Heilmittelproduktion sowie die medizinisch-therapeutische Arbeit in Kliniken als bis heute beständige Arbeitsfelder[9]. Eine originär anthroposophische Kirche bzw. religiöse Institution existiert jedoch bis heute nicht:

> „Der 90-Jahres-Zeitraum anthroposophischer Entwicklung hat zwar offensichtlich ausgereicht, um Ebenen des Alltags zu erreichen - jedoch ein religiöses Teilsystem der Gesellschaft, das Korrespondenzebenen zu allen Funktionen von Gesellschaft aufweist, ist bislang nicht entwickelt worden" (Paul 1992:4).

Heute ist die Anthroposophie in drei ökonomischen Sektoren vertreten, dem biologischen Landbau (z. B. Demeter), der Arznei- und Pflegemittelproduktion (z. B. Walla und Weleda) und dem Handel und Dienstleistungssektor:

> „Mit einem regionalen Schwerpunkt im Bodenseegebiet repräsentiert der biologisch-dynamische Landbau den Primären Sektor. Seine Differenzierungen liegen im Bereich der sozialen Organisation, beispielsweise in therapeutisch genützten Höfen, und nur im geringen Maß in Anbau-Spezialisierungen. Der sekundäre Sektor ist durch therapeutische Werkstätten, durch die Produktion von Arznei- und Körperpflegemitteln, durch Lebensmittelverarbeitung, sowie die Produktion von Bekleidung, Musikinstrumenten und Spielwaren vertreten. [..] Zum tertiären Sektor gehört die große Mehrzahl anthroposophi-

---

[8] „Der Wunsch am Ende des Ersten Weltkriegs, eigene sozialpolitische Ideen in die Debatte zu werfen und umzusetzen, führte zur Bildung von Musterinstitutionen und zur Ausbildung verschiedener Berufsgruppen unter anthroposophischen Prämissen. Damit bestand nach Steiners Tod ein Fundament anthroposophischer Arbeitsmöglichkeiten, von dem aus einzelne und kleine Gruppen an die Arbeit gehen konnten, und zwar unabhängig voneinander und potentiell unabhängig von der internen Frage der Steiner-Nachfolge innerhalb der anthroposophischen Bewegung" (Paul 1992: 16).

[9] Als Beispiel für Verbreitung der antroposophischen Kultur sei die Studie von Paul (1992:173) genannt, welche zeigt, „daß von allen Orten Baden-Württembergs aus im Umkreis von 30 km mindestens eine anthroposophische Einrichtung vorhanden ist".

scher Institutionen. Bei Handel und Vertrieb kam ein Anschluß an allgemeine Verteilungssysteme zustande, und parallel dazu entstand ein Trend, eigene Strukturen aufzubauen. Ein Pilotbau für die Musterinstitution "Kaufhaus" befindet sich im Bau (1992). [..] Im Dienstleistung zeigen sich zwei wesentliche Neuerungen: Die Einrichtung von Finanzierungszentren bzw. von Zentren anthroposophischer Geldkultur und Ansätze für eine Krankenversicherungsform, die die anthroposophischen Therapiemethoden abdeckt" (Paul 1992: 174).

Die wachsende Zahl von Ausbildungszentren (Waldorf-Schulen und -Kindergärten), die sich im Zeitraum von 1977-1988 mehr als verdoppelten, kulminierte in der Eröffnung der ersten deutschen Universität in freier Trägerschaft in Witten im Jahre 1983, die aus dem anthroposophisch geführten Gemeinschaftskrankenhaus in Herdecke hervorgegangen ist. Diese Bildungsstätte versteht sich als »pluralistisch«, denn neben den speziellen klassischen Studienrichtungen wird die anthroposophische Geisteswissenschaft in Form eines »Studium Fundamentales« gelehrt, das alle Studierenden zu absolvieren haben (Ullrich 1988).

II. METHODEN UND QUELLEN

1. Methodik dieser Arbeit

In der medizinischen Soziologie herrschen Zwei methodologische Paradigmas: das normative und das interpretative Paradigma.

Mein Vorgehen folgt dem interpretativen Paradigma, das folgende Herangehensweise an den Gegenstand fordert:

1. Es wird die Einnahme der »Innenperspektive« gefordert.

2. Die eigenen Vorurteile müssen berücksichtigt werden.

3. Theoretische Konzepte sind nur als im Kontext geltende »Konstrukte« zu verstehen.

Die »Interpretationskriterien« sind:

1. Nachvollziehbarkeit der Daten (statt Reproduzierbarkeit),

2. Konsensbildung über die Stimmigkeit der Interpretation unter den verschiedenen unabhängig voneinander interpretierten Texten bei der Beantwortung einer Frage (statt Meßbarkeit),

3. Strukturübereinstimmung bei verschiedenen Quellenmaterialien auf verschiedenen Ebenen (statt Standardisierbarkeit),

4. Kontextabhängigkeit, d.h. die Einnahme der Innenperspektive ist durch eine intensive Beschäftigung mit dem Material gefordert.

Die Semiotik ist der theoretische Pfad, der diese Arbeit durchzieht (siehe III.1). Sie stellt hier das Mittel dar, um die Bedeutungsstrukturen zu beleuchten, die Strukturen, die im Sinne von Levi-Strauss Sinn und Kultur konstituieren[10]:

---

[10] Walter von Rossum (1998) schreibt hierzu: „Claude Lévi-Strauss dreht der Welt den Ton ab und entdeckt so die Natur der Kultur: Strukturen. Durch Kombination, Mutation, Evolution tausendfach vervielfältigt und variiert, spricht vom fernen Grund der Menschheit nur ein Text: der Code der Zivilisation".

„Das Leben lebt nicht. Es operiert nach Regeln, die Bedeutungen erzeugen, aber selbst nichts bedeuten" (Rossum van 1998:13).

In der Herausarbeitung der Bedeutungsstrukturen lehne ich mich an
Oevermans (1996) Methodik der »Objektiven Hermeneutik« an[11].
Diese Methode versteht sich „als ein dritter, strukturalistischer Weg
zwischen der reduktionistisch-naturwissenschaftlichen und der ideali-
stisch- verstehenden geisteswissenschaftlichen Position" (Mayring
1990: 90).

Mittels dieser Methode ist es möglich, sich der semiotischen Dimension der anthroposophischen Misteltherapie schrittweise zu nähern.
Dabei wird nach dem Prinzip des hermeneutischen Zirkels gearbeitet.
Ausgangspunkt der Analyse sind Texte (anthroposophische Bücher
und Zeitschriftenartikel).

Die weitere Auswertung verlief in folgenden Schritten:

1. Die Texte wurden in ihren historisch-literarischen Kontext eingebettet, in dem sie entstanden sind. Kulturelle, religiöse und philosophische Einflüsse auf den Autor wurden benannt.

2. Entsprechend der Leitthemen »Mistel«, »Krebs« und »Krankheit«
   wurden alle hierzu referierenden Textstellen selektiert.

3. Die Textmenge wurde reduziert, indem ähnliche Passagen zugunsten der prägnantesten Textstellen gestrichen wurden.

4. Für die ausgewählten Textstellen wurden Hypothesen über die
   Sinnstruktur entwickelt. Diese wurden entlang des gesamten
   Textmaterials überprüft und gegebenenfalls falsifiziert.

5. Im Verlauf der Ausdeutung kristallisierte sich eine immer dichtere
   Bedeutungsstruktur anthroposophischen Denkens heraus.

---

[11] Nach Oevermann (1996: 1) ist der „zentrale Gegenstand der Methodologie der
objektiven Hermeneutik die latenten Sinnstrukturen und objektiven Bedeutungsstrukturen von Ausdrucksgestalten, in denen sich uns die psychische, soziale und
kulturelle Erfahrungswelt präsentiert".

2. Quellen

Quellengrundlage sind die Eigendarstellungen der Anthroposophie. Da sich die modernen Anthroposophen relativ streng an den Schriften von Rudolf Steiner orientieren, habe ich mich hauptsächlich auf diese Originalwerke konzentriert. Seit 1956 wird durch die »Rudolf Steiner-Nachlaßverwaltung« an der Herausgabe der »Rudolf Steiner-Gesamtausgabe« gearbeitet, in der seine Bücher, Aufsätze und Vorträge nach Themen zusammengestellt wurden. Mittlerweile sind es 355 Bände.

Als die Grundwerke für die Rekonstruktion der Kosmovision der Anthroposophie sind zu nennen:

1. Steiner (1962): Philosophie der Freiheit,

2. Steiner (1975): Offenbarung des Karma,

3. Steiner (1975): Reinkarnation und Karma,

4. Steiner (1960): Welt, Erde und Mensch, deren Wesen und Entwicklung, sowie ihre Spiegelung zwischen ägyptischem Mythos und gegenwärtiger Kultur,

5. Steiner (1962): Die Geheimwissenschaft im Umriß,

6. Steiner (1972): Das Suchen nach übersinnlichen Erfahrungen,

7. Steiner (1983): Mein Lebensgang.

Rudolf Steiner setzte sich intensiv mit medizinischen Fragen auseinander. Seit 1907 entwickelte sich eine anthroposophisch orientierte Bewegung, insbesondere in Zusammenarbeit mit der Ärztin Ita Wegmann. Erwähnenswert sind hier Schriften wie z. B.:

1. Steiner (1976): Geisteswissenschaft und Medizin,

2. Steiner (1988): Gesundheit und Krankheit und,

3. Steiner und Wegman (1991): Grundlegendes für eine Erweiterung der Heilkunst nach geisteswissenschaftlichen Erkenntnissen.

Als moderne Anthroposophen, die Steiners Lehre weiterentwickelten, werden hier die Werke von Otto Wolff, Otto Hartmann, Andreas Goyert, Ludger Simon, Markus Treichler, Armin Schefler und Richard Wagner zitiert.

Weitere wichtige Informationsquellen bestanden aus Feldstudien in anthroposophischen Einrichtungen. Im einzelnen sind zu nennen:

1. Ein einwöchiges Einführungsseminar für Mediziner mit dem Titel „Krankheit und Heilung aus der Sicht anthroposophischer Menschenerkenntnis, eine Einführung in die anthroposophische Medizin",

2. Besichtigung der anthroposophischen Krankenhäuser Filderklinik (Stuttgart) und Havelhöheklinik (Berlin),

3. Durchführung von Experteninerviews mit Ärzten und Therapeuten,

4. Audiomittschnitte von Vorträgen und Diskussionen.

Die Interviews bzw. Feldstudien dienten in dieser Arbeit als Kontrolle, um die aus der Textanalyse extrahierten Bedeutungsstrukturen anthroposophischen Denkens in der lebendigen Alltagskultur zu überprüfen.

III. GRUNDBEGRIFFE

Zunächst möchte ich dem Leser einige Grundbegriffe (III.1.) dieser
Arbeit erklären. Insbesondere möchte ich mit den Begriffen »Semiotik«, »Kultur« und »Ritualität« einen Weg zum Verständnis der
»symbolischen Heilung« bahnen. Im Anschluß daran werde ich die
Anthroposophie und deren Institutionalisierung (III.2.) vorstellen.

1. Semiotik

Die Semiotik hat einige grundlegenden Konzepte entwickelt, die helfen können, ein Verständnis für die »Symbolische Heilung« zu gewinnen. Der Hauptbegründer der modernen Semiotik, die Lehre des
Zeichens, ist Charles Sanders Peirce. Auf der Grundlage seines Denkens hat sich die moderne Semiotik als Wissenschaft des Zeichens
weiterentwickelt. Die Fundamentalität und der universale Charakter
der Semiotik zeigte sich deutlich in der Verbreitung der Rezeption,
die sie in den verschiedensten wissenschaftlichen Disziplinen gefunden hat. Da auch die *Logik* und die *Linguistik* als Fundament »Zeichen« haben, wird die Peircesche Zeichentheorie auch auf alle Probleme der traditionellen Erkenntnistheorie angewendet, die als solche
zugleich eine Theorie der »Realität« ist[12].

Ebenso können symbolische Prozesse durch die Semiotik, die Lehre
der *Zeichen*, analysiert werden. Ein symbolischer Ausdruck oder Zeichen *funktioniert* nach Peirce unter der *triadischen Relation* eines
Zeichens, nämlich das *Zeichen* selbst, das Zeichen in Beziehung zu
seinem *Objekt* und das Zeichen in Beziehung zu seinem *Interpretant*.
Diese drei Aspekte des Zeichens wirken aufeinander in einem bestimmten Verhältnis und bestimmen die *Interaktionstriade*.

> „Ein *Zeichen* ist etwas, das von einem Objekt determiniert wird und
> gleichzeitig eine Idee in einem Bewußtsein determiniert, es hat also
> eine triadische Beziehung zu seinem Objekt und seinem Interpretant,

---

[12] „Die überragende Stellung der Peirceschen Semiotik beruht auf eben dieser
Universalität, die von einer semiotischen Kosmologie und Noologie bis hin zu
einer semiotischen Erkenntnistheorie und Interaktionslehre mit direkten praktischen Bezügen und empirischer Applikabilität reicht“ Oehler (1981: 31).

es *vermittelt* zwischen einem Objekt und einem Subjekt bzw. *reprä-sentiert* in einem Subjekt ein Objekt"[13].

1.1. Interaktionstriade

Auf der Ebene der Interaktionstriade geht es um die Funktion des In-teraktionsprozesses. Ein *Zeichen* kann ohne einen *Interpretanten* nicht als ein »Zeichen« gesehen werden. Ein *Interpretant* ist, was ein »Zeichen« in einem Interpretanten auslösen kann. Dieser Prozeß de-terminiert in ihm Gefühle, Handlungen und wiederum die Entstehung von neuen »Zeichen«. Jedes Zeichen repräsentiert ein Objekt. Die Art und Weise der Repräsentation dieses Objektes kann vom diesem Objekt abhängig oder unabhängig sein. Die Zahl »fünf« hat z. B. nichts besonders fünf-haftiges an sich, während z. B. ein Piktogramm dem repräsentierenden Objekt in gewisser Weise ähnlich ist.

Die vollständige Beschreibung des Zeichenprozesses (Semiose) ist durch drei *Aspekte* (I.) und drei *Dimensionen* (II.) gegeben. Hierdurch wird beim *Menschen im geistigen Prozeß von außen nach innen (von Zeichen zu Zeichen) und umgekehrt eine Schleife geschlagen.*

I. Die drei Aspekte sind:

a) *Zeichenaspekt,*
b) *Objekaspekt* und
c) der *Interpretantaspekt.*

a) Der *Zeichenaspekt besteht wiederum aus drei Subaspekten:*

1. Qualizeichenaspekt,
2. Sinzeichenaspekt und
3. Legizeichenaspekt.

Beispielsweise besteht der *Zeichenaspekt* (1.) der deutschen Fahne aus der sinnlichen Wahrnehmung der Farben schwarz, rot, gold (Qualizei-chenaspekt); aus seiner Sin- singuläre Bedeutung des speziellen Kon-textes (2.), z. B. einer Olympiade, (Sinzeichenaspekt) und seinem

---

[13] Peirces Definition von Zeichen. Hier wurde nach Kramper et al. (1981: 390) zitiert.

generellen Typus als Zeichen (3.), hier dem Wort „Fahne" (Legizeichenaspekt).

b) Der *Objekaspekt* verweist auf das repräsentierte Deutschland, in dem Fall die deutsche Fahne, das Symbol, welches ein Zeichen ist, das auf soziale Übereinkunft beruht.

c) Dem *Interpretantaspekt* entsprechen die Erinnerungen, Beurteilungen und Gefühle des Beobachters beim Anblick der Fahne.

II. Die drei Dimensionen sind:

1. die Syntaktik,
2. die Semantik und
3. die Pragmatik.

Sie werden hier wie folgt definiert:

1. „In der Syntaktik wird nach dem Zeichen selbst und ihrer Kombination sowie der Relationen dieser Kombinationen und den Regeln, die sie beherrschen, gefragt. Diese Beziehungen sind mathematisch formulierbar.

2. Die Semantik beschäftigt sich mit der Bedeutung, der Interpretation der Zeichen. In der Semantik sind die Zeichen immer Zeichen von etwas. Damit entsteht eine Beziehung, in der ein Phänomen als etwas Bezeichnendes (Signifikant) für ein anderes Phänomen als das Bezeichnete (Signifikat) steht. Diese Zeichenbeziehung, die zwei Phänomene, die sonst keinerlei Gemeinsamkeiten zu haben brauchen, miteinander verknüpft, hat, wie sich noch zeigen wird, eine zentrale Bedeutung für ein neues Paradigma der Naturzusammenhänge.

3. Die Pragmatik schließlich hat die Handlungsanweisungen zum Gegenstand, welche die Zeichen immer schon beinhalten, in dem sie Zeichen für etwas sind, das getan oder unterlassen werden soll" (Uexküll/Wesiack 1991: 130).

Wie zu Beginn angedeutet, wird die Peircesche Zeichentheorie, angewendet auf Probleme der traditionellen Erkenntnistheorie, zugleich zu einer Theorie der *Realität*. Peirce zeigt auf, daß eine Realität, für die es keine Zeichenrepräsentation gibt, keine Realität für den Menschen darstellen kann. Hierdurch erfahren Begriffe wie Geist, herkömmlich metaphysisch betrachtet, in der Peirceschen Semiotik einen qualitativen Sprung, indem er nun die Frage nach der »Realität des Geistes« unter der Berufung darauf betrachtet, daß eben Gedanken auch Zeichen sind und daß das Denken ein Zeichenprozeß ist. Außerhalb von *Semiosen* bzw. Zeichenprozessen gibt es kein Erleben der Wirklichkeit:

> „Geist wird verstanden als eine (Satz)-Funktion des Universums, deren Werte die Bedeutungen aller Zeichen sind, die Wirkungen der Zeichen stehen untereinander in einer effektiven Verbindung" (Oehler 1981 : 31).

Für den Menschen ist die »Wirklichkeit« immer eine Zeichenwelt, in der sich verschiedene Ebenen von Interaktionen zwischen Zeichen abspielen.

Hieraus ergeben sich nach Peirce vier wichtige erkenntnistheoretische Implikationen[14]:

> „we have no power of Introspection, but all knowledge of the internal world is derived by hypothetical reasoning from our knowledge of external facts.
> We have no power of intuition, but every cognition is determined logically by previous cognitions.
> We have no power of thinking without signs.
> We have no conception of the absolute incognizable"[15].

Im folgenden möchte ich dies am Handeln des Arztes verdeutlichen:

1. Auch im Falle der Schulmedizin braucht der Arzt Surrogatparameter, die als Zeichen fungieren, welche den Patienten für gesund oder krank erklären. Der Heiler kann nur die äußeren Zeichen des Patienten sehen (die Symptome), nicht jedoch die Krankheit selber.

---

[14]Auf weitere philosophische Vertiefung der Erkenntnistheorie von Peirce, wie z. B. seine Theorie über die Gültigkeit der Gesetz der Logik, wird im Rahmen dieser Arbeit verzichtet.

[15] »Peirce« zitiert nach Oehler (1981: 32).

2. Der Heiler kann sich nur nach den Interpretationen orientieren, welche mit seinem kognitiven Weltbild (d.h. mit seinen symbolischen Erfahrungen) im Einklang stehen.

3. Der Heiler kann nur innerhalb der »symbolischen Welt« agieren, zu der er gehört (d.h. nur innerhalb seiner Schule und Tradition), da nur diese Welt für ihn vorstellbar ist.

4. Das, was für den Heiler nicht symbolisch repräsentiert wird, kann von ihm nicht gedacht werden. »Was nicht sein darf, kann nicht sein«.

1.2. Semiotik und Psychosomatik

Die Peircesche Semiotik ist eine Universalwissenschaft kulturellen Verstehens. Deshalb stellt sie auch eine wichtige Grundlage verschiedener für diese Arbeit relevanter Disziplinen dar, z. B. der Psychosomatik in der Tradition von Th. v. Uexküll (1997) und der „Medical Semiotic" von Baers (1988):

> „Für eine Theorie der Medizin sind die drei Dimensionen der Zeichen noch unter dem Aspekt wichtig, daß auch Arzt und Patient Glieder in Kreisprozessen sind, in denen sowohl der Arzt als auch der Patient Informationen empfängt und verarbeitet. Auf der syntaktischen Ebene registriert der Arzt Befunde und sucht mögliche Fehlerquellen auszuschalten. Auf der semantischen (diagnostischen) Ebene deutet er Befunde mit Hilfe bewährter Interpretationsmodelle (Diagnosen) und auf der pragmatischen Ebene versucht er, die (therapeutischen) Handlungsanweisungen zu realisieren, die sich aus den Interpretationen ergeben" (Uexküll/Wesiack 1991: 130f.).

Die psychosomatische Theorie von Th. von Uexküll (1997) versucht, die Peircesche Zeichentheorie in Verbindung mit psychoanalytischen Gedanken und systemtheoretischen Ansätzen zu verbinden. Sie analysiert Beziehungen eines Menschen zu seiner Umgebung. Zeichenprozesse werden aus der Perspektive der Entwicklung vom Säuglingsalter bis zum Spracherwerb dargestellt. Uexküll basiert seine Theorie auf der Säuglingsforschung und leitet daraus wichtige Konsequenzen für die Entwicklungspsychologie ab. In diesem Entwicklungsprozeß spiegeln sich für Uexküll die Peirceschen Universalkategorien »Erstheit«, »Zweitheit« und »Drittheit« wieder (Th. von Uexküll 1997: 367ff.).

1. In der »Erstheit« erlebt das Kind nur die unmittelbaren Sinnesqualitäten (Qualizeichen), keine Gedanken. Es findet ein Erleben ohne Beurteilung statt. Die Dinge sind keine Symbole. Die Erstheit besteht nur in sich selbst. Im Sinne von Peirce ist dann ein Schmerz nur ein Schmerz:

> „Stellen Sie sich ein Bewußtsein vor, in dem es [..] nichts als eine einfache, positive Beschaffenheit gibt. Ein solches Bewußtsein könnte vielleicht ein Wohlgeruch sein [..]; oder [..] ein unendlicher Todesschmerz. [..]. Die erste Kategorie ist dann die Empfindungsqualität oder das, was positiv so ist, wie es ist, ohne Rücksicht auf etwas anderes"[16] .

Dieser semiotischen »Erstheit« würden die frühen Phasen der Entwicklung eines Säugling entsprechen. Hier werden nur Qualität und Qualitätsunterschiede erfahren, ohne jedoch interpretiert zu werden. In diesem frühen Stadium sind Fühlen, Schmecken und Riechen erlebte Qualitäten, die noch nicht als Eigenschaften bestimmten Phänomenen zugeordnet sind:

> „Gefühle wie Hunger, Durst, Wachheit, Müdigkeit aber auch Schmerzen und Angst, vor allem aber ein Grundgefühl, für »heil« - gleich »gesund« - sind »Quali-zeichen«. Sie bilden das Fundament und den Hintergrund für alle späteren Stadien unseres Erlebens" (Th. von Uexküll 1997: 368).

2. In der »Zweitheit« weist ein Zeichen (Indexzeichen) auf etwas anderes. Das Zeichen besteht nicht nur für sich selbst, sondern steht für etwas anderes. Der Rauch steht beispielsweise für das Feuer:

> „Zweitheit ist das Sein in bezug auf ein Zweites. Es ist die Kategorie dessen, das durch sein Dasein auf etwas anderes hinweist" (Th. von Uexküll 1997: 368).

Die Zweitheit erscheint beim Säugling in der Entwicklungsphase des dritten bis sechsten Monates. Hier treten »indexikalische Zeichenprozesse« auf. Das Kind ordnet Eigenschaften bestimmten Phänomenen zu:

---

[16] »Peirce« zitiert nach Th. von Uexküll (1997: 368).

22

„Jetzt würde das Auftauchen von Motiven zu bestimmten Handlungen die Abgrenzung in Subjekt und Objekt innerhalb einer Stimmung einleiten [..] In dieser Zeit werden in einem intensiven Austausch mit der Mutter »soziale Spiele« eingeübt, die mit Gesichts- und Körperbewegungen sowie rhythmischen Abläufen einhergehen" (Th. Uexküll von 1997: 368).

3. In der »Drittheit« ist das Zeichen vollkommen gelöst von den unmittelbaren Erfahrungen. Die symbolische Welt wird betreten. Im Zeichensystem der Sprache kann nun losgelöst von den unmittelbaren Sinneserfahrungen (Erstheit), bzw. auch losgelöst von den unmittelbaren Verweisen auf die Sinneserfahrungen (Zweiheit), eine individuelle Wirklichkeit aufgebaut werden. Die Drittheit entspricht der Phase, in dem das Kind mit der Sprache seine Vorstellungskraft ausdrücken kann:

„Drittheit würde schließlich das Stadium bezeichnen, in dem das Kind die Fähigkeit der Vorstellung und der sprachlichen Verständigung erwirbt. Jetzt werden symbolische Zeichen, vor allem der Sprache, für den Aufbau einer individuellen Wirklichkeit erworben" (Th. Uexküll von 1997: 368).

2. Kultur

2.1. Semiotische Kulturdefinition

Den Begriff Kultur betrachte ich hier in Anlehnung an den semiotischen Ansatz von Geertz als ein Gewebe von selbsterzeugten Bedeutungen:

„Der Kulturbegriff, den ich vertrete und dessen Nützlichkeit ich in den folgenden Aufsätzen zeigen möchte, ist wesentlich ein semiotischer. Ich meine mit Max Weber, daß der Mensch ein Wesen ist, das in selbstgesponnene Bedeutungsgewebe verstrickt ist, wobei ich Kultur als dieses Gewebe ansehe. Ihre Untersuchung ist daher keine experimentelle Wissenschaft, die nach Gesetzen sucht, sondern eine interpretierende, die nach Bedeutung sucht. Mir geht es um Erläuterungen, um das Deuten gesellschaftlicher Ausdrucksformen, die zunächst rätselhaft scheinen" (Geertz 1994: 9).

Nach Geertz (1994: 99) wird die Kultur als geordnetes System von Bedeutungen und Symbolen aufgefaßt, vermittels dessen dann gesellschaftliche Interaktionen stattfinden können. Die Kultur ist somit die grundlegende Struktur, auf der sich gesellschaftliches Handeln als das System sozialer Interaktionen abspielen kann. Von Geertz (1994: 15) wird die Analyse von Kultur definiert als „das Herausarbeiten von Bedeutungsstrukturen [..] und das Bestimmen ihrer gesellschaftlichen Grundlage und Tragweite". Im Gegensatz zu anderen Disziplinen, in denen generelle Schlußfolgerungen angestrebt werden, gelten bei kulturinterpretativen Untersuchungen allgemeine Aussagen nur für spezifische kulturelle Kontexte. Es ist hier nach der jeweiligen Bedeutung zu fragen.

2.2. Kultur und Heilung

In der Ethnomedizin hat sich die Semiotik als eine wertvolle Hilfe erwiesen, um Begriffe wie Krankheit (Kranksein und Krankwerden) innerhalb der jeweiligen Kultur, in der und nur in der sie ein Sinn haben, zu deuten (Sich et al. 1993, Pfleiderer 1988). Krankheit, Gesundheit und Heilung werden hier ebenfalls als ein kulturelles Phänomen betrachtet, welches nicht nur die Beseitigung der physischen Ausdrucksformen der Krankheit zum Gegenstand hat, sondern Krankheit symbolisch »kultiviert«, das heißt aus dem rohen Naturzustand in Kultur überführt:

„Heilen [stellt] die Ausgrenzung von Chaos dar, wird der ungeregelte, krankheitsbedingte »Natur-zustand« in einen »Kultur-zustand« überführt und damit handhabbar gemacht. Wenn eine Krankheit nicht [im biomedizinischen Sinne] therapiert werden kann, mag manchmal das, was heilsam wirkt, nur das Wissen darüber sein, wie ein Krankheitsgefühl klassifiziert und benannt, wie das Leiden auch emotional ausgedrückt und wie ein bleibendes Leiden sinnvoll aufgrund kultureller Erfahrung gedeutet und integriert werden kann. Mag dies auch der einzige heilende Moment bleiben, entfaltet es dennoch eine große Kraft, indem es das Leiden in eine sinnvolle Ordnung eingegliedert und somit den Betroffenen verfügbar macht" (Sich et al. 1993: 108).

Beispiele aus der ethnopsychologischen Forschung zeigen auf, daß symbolische Prozesse eine grundlegende Rolle in verschiedenen Heilungsmethoden der traditionellen Medizin spielen. Panu-Mbendele (1995) fand in der Symbolik der Bilumbu und Mikendi des Luba-Volkes als wichtigstes symbolisches Element „die Besessenheit", welche drei Rollen erfüllt: Sie dient als diagnostisches, ätiologisches und therapeutisches Mittel. Calabrese (1994) beschreibt in seiner Forschung über die Symbolik der Heilung der Navajo Indianer den religiösen Gebrauch des Peyote (meskalinhaltiger Kaktus). Die wichtigste Qualität des Peyote als Agens der Heilung liegt dabei in Erzeugung von Wahrnehmungszuständen des Therapeuten. Nach Calabrese liegt die Ursache der Krankheit für die Navajo an den negativen psychologischen Zuständen des Patienten. Begriffe aus der Natur wie z. B. der Mond, das Wasser und der Sonnenaufgang sind symbolische Elemente der Heilungsrituale, sie stehen beispielsweise für Tod und Wiedergeburtsprozesse, die wiederum durch den Peyoteeinfluß erkannt werden können. Rösing (1990: 714ff.) bezeichnet die Callawaya-Heilungsrituale der Anden-Indianer aus Bolivien[17] als „Symbolische Heilung", denn „die gesamte Aktivität des Callawaya-Heilungsrituals ist in seiner Essenz eine Handhabung von Symbolen. [..] Das Lama ist ein »heiliges« Tier, ein Tier, das der Sphäre des Göttlichen zugeordnet ist; das Nest aus Lamawolle auf der Opfer-*mesa* symbolisiert eine Gabe an das Göttliche" (Rösing 1991: 464f.). Morse et al. (1991) vergleichen die Symbolik von traditionellen medizinischen Systemen wie z. B. der Heilungsmethode der Cree Indianer mit westlichen »medizinischen Praktiken«. Einige ihrer Ergebnisse scheinen mir erwähnenswert. Für die Autoren zeigte sich in der »westlichen medizinischen Praxis« eine von Anfang an klar gestellte passive und abhängige Rolle des Patienten. Im Gegensatz dazu spielt der Patient in den untersuchten traditionellen medizinischen Systemen eine aktivere und mitwirkendere Rolle.

In dieser Arbeit wird das medizinische System der Anthroposophie als ein komplexes kulturelles System betrachtet, das ein »Geflecht von Bedeutungen« darstellt, „in denen Menschen ihre Erfahrung interpretieren und nach denen sie ihr Handeln ausrichten. Die soziale Struktur ist die Form, in der sich das Handeln manifestiert" (Geertz 1994: 99). In diesem Zusammenhang spielen auch religiöse Wirklichkeiten eine wichtige Rolle. Z. B. sieht der Soziologe Ridder (1998: 68) in der Praxis der konventionellen Religion eine wichtige Integration von Leiden in den Alltag, da die Leidenden in diesem Rahmen einen Sinn für ihr Schicksal zu finden glauben und so eine

---

[17] „Jede auch nur kleinste Geste, jede Ingredienz, jede Strophe des Calawaya-Gebetes ist Symbol - drückt Bedeutung aus. Die Bedeutung, welche mit dieser vielfältigen Symbolik ausgedrückt wird, ist immer das *Ziel*, welche die Heilung hat" (Rösing 1991: 464f.).

neue Perspektive sehen können, um ihre Zukunft zu gestalten: „Wer in einem religiösen Zusammenhang fühlte, glaubte auf die Fragen Warum gerade ich? Wozu diese Schmerzen? Wozu dieses sinnlose Leben? eine Antwort zu finden." In der modernen Gesellschaft werden diese Sinnangebote jedoch unverbindlicher: „Insbesondere die Zunahme chronischer Krankheiten bedeutet, daß immer mehr Menschen mit ihren Leiden auf Dauer leben und sich in das Unabänderliche schicken müssen. Naturgemäß fällt solche Ergebenheit in der technischen Zivilisation schwerer als in einem religiösen Kosmos" (ebd. S. 68).

Auch die Krankheit selbst kann als Bedeutungskonstruktion einen »Sinn« für den Patienten ergeben. Barnard (1985) sieht sie selbst als ein Konzept, welches Vorstellungen und Struktur von Ordnung und »Significance« stützt. Krankheit ist immer auch ein Endpunkt von individuellen Erfahrungen von Verlusten und Sinnspaltungen in bezug auf die Umgebung. Die Anpassung an die Krankheit verlangt eine Rekonstruktion von Lebenssinn und den Wiederaufbau von Strukturen, die durch den Krankheitsprozeß zerstört wurden. In diesem Sinne sind die psychologischen Antworten im Sinne von Streß und Streßbewältigung ein wichtiges Element der Psychosomatik. Coping und Adaptation werden besser verstanden, wenn das Bedürfnis Sinn, zu geben, berücksichtigt wird. Kultur und Semiotik sind die Basis für die Konstruktion von Sinn. Deswegen ist es wichtig, der kulturellen und symbolischen Dimension der Krankheit Aufmerksamkeit zu gegeben, d. h. eine Emphasis auf die Sinn-Konstruktion im therapeutischen Sinn zu legen, sowie die Form des Patienten, Sinn wahrzunehmen, zu rekonstruieren. In diesem Sinne bearbeitet Lieban (1992) zwei Aspekte der Beziehung zwischen Kranksein und den sozialen Symbolen: Einmal, wenn das Kranksein selbst zu einem sozialen Symbol wird, und andererseits, wenn Symbole eine Implikation in dem Prozeß des Krankseins finden. Kranksein wird von ihm unter der Perspektive betrachtet, daß sie selbst ein Symbol von Glauben, Haltungen, Normen, Werten und anderen konzeptionellen Phänomenen darstellt. Er kommt zu dem Schluß, daß die Krankheitsentwicklung möglicherweise auch durch die Beziehung zwischen sozialen Symbolen und Somatisation beeinflußt ist.

3. Ritual

4.1. Ritual als Verkörperung von Metapher: die Poesie der Krankheit

Ein Ritual wird allgemein verstanden als eine komplexe stereotyp aufgebaute Handlung, die einen bekannten Verlaufsvorgang innerhalb einer Kultur hat, welche ihr eine Bedeutung zuschreibt. In einem umfassenden Sinne ist nach Grimes (1984) das Ritual als ein Prozeß zu verstehen, der die Verkörperung einer *bedeutenden Handlung* darstellt. Das Ritual stellt die Verkörperung einer Metapher dar. In dem anerkannten Ritual der Ostermesse wird z. B. das Opfer von Christus verkörpert und erreicht uns in der rituellen Umsetzung dieser Metapher nach 2000 Jahren. *Ein Ritual, im umfassenden Sinne verstanden, beschränkt sich jedoch nicht nur auf eine religiöse Liturgie, sondern findet sich genauso im medizinischen Handeln wieder.* Insbesondere Moerman (1991) und Th. von Uexküll (1997) haben im Falle des schulmedizinischen Systems untersucht und nachgewiesen, daß man in seinen Heilungsmethoden symbolische Elemente unterscheiden kann. Die Verabreichung von Placebos ist bekannt. Ebenso ist das Ritual eines chirurgischen Eingrifft für den uneingeweihten Patient sehr beeindruckend. Entsprechend sollte sich nach Grimes (1984: 57) die Betrachtung der Heilung nicht nur auf die biologischen Faktoren des Krankseins oder gesellschaftliche Kontexte der Krankheit beschränken, sondern müßte die semantischen und metaphorischen Dimensionen des Krankseins berücksichtigen. Grimes nennt dies „Posie der Krankheit":

> „Ritual is symbolic action or, more accurately, it derives from the symbolic dimensions of action. How ever important the biological causes of disease and community contex of illness, they are not the whole story. The »whole story« consists of more than an historical summation of chronologically ordered events and more than systematically ordered flow charts that schematize power relations among hospitals. Community health organizations, and government institutions. Illness is as surely the outcome of our images as of microbes and institutions (either of which can themselves become methaphors). So a poetics of illness is as necessary as a pragmatics. Every disease theory system has its methaphors" (Grimes 1984: 57).

Da jede Kultur ihre eigenen Metaphern für ihre Krankheiten besitzt, sind die Rituale der Heilung entsprechend als Verkörperung der Metapher in der jeweiligen Kultur zu verstehen. Diese Heilungsrituale sind diese Dimension, die unausgesprochen und unsichtbar, aber *spürbar* ist. Heilungsrituale als Verkörperung von Metapher sind keinerlei Exklusivität exotischer Heilungsmethoden. Einen chirurgischer Angriff wie Moerman (1991: 160) beschreibt, entspricht auch der Verkörperung einer Metapher. Eine Bypass Operation, die die Durchblutung des Herzmuskels verbessern soll, hat bei Angina Pectoris in 80% der Fälle erfolgreich die Symptomatik beseitigt, obwohl es tatsächlich zu einer Verbesserung der Durchblutung des Herzmuskels nur in 20% der Fälle gekommen ist. So konnte der Autor darauf schließen, daß der Effekt des chirurgischen Angriffs nicht auf den beabsichtigte Erfolg der Operation zurückgeht, nämlich die Verbesserung der Herzfunktion, sondern auf den sogenannten Placeboeffekt. So sucht der Patient, wenn er sich zum Arzt begibt, nichts anderes als einen Weg zur Heilung, aber die »Poesie der Krankheit« läßt sich in manchen Fällen allein durch das Ritual erfassen. *Als kulturelle und symbolische Wirklichkeit muß dieses Ritual interpretiert werden. Poesie wirkt nicht durch Wahrheit sondern durch Deutung.*

4. Symbolische Heilung

Der Begriff der »Symbolischen Heilung« wurde von Sandner (1979) geprägt. Mit der vorangehenden Einführung in die Semiotik wird seine umfassende und komplexe Definition des Begriffs »Symbol« verständlich:

> „Symbol ist any *thing* which may function as the vehicle for a conception. Such a *thing* may be a word, a mathematical notation, an act, a gesture, a ritual, a dream, a work of art, or anything else that can carry a concept. The concept may be a rational-linguistic one, an imaginal-intuitive one, or a feeling-evaluative one. It makes no difference as long as the symbol carries it effectively. The concept is the symbol´s meaning" (Sandner 1979: 12).

Eingebettet in einen kulturellen Kontext sind Dinge nicht nur *Dinge*. Wenn sie Träger von Bedeutung sind, verwandeln sie sich in Symbole und als solche werden sie wirksam. Sie werden zum *Leben* erweckt, d.h. sie sind fähig, vielfältige Gedanken, Gefühle, Handlungen zu bewirken. Die Frage für Sandner war nun, wie Symbole zur Heilung beitragen können, d.h. wie »Symbolische Heilung« stattfinden kann. Nach Sandner wirken Symbole als Vermittler zwischen dem psychischen und physischen Aspekt eines Patienten in einer unbewußten Interaktion. Sie verändern die psychischen Muster, die wiederum physische Wirkungen hervorrufen können:

> „The use of culturally accepted symbols acting directly upon the patient´s unconscious and causing changes in his psychic patterning. It is the unconscious interaction of the physical and the psychical, the dynamics of which are only dimly perceived, that the work of the symbol becomes potent. The symbol is primarily an intrapsychic agent, but it can engender patterns which become concrete and therefore physically effective" (Sandner 1979: 246f).

4.1. Dows Universalstruktur der »Symbolischen Heilung«

Dow versuchte, in seiner Theoric der »Symbolischen Heilung« eine tiefliegende Bedeutungsstruktur der symbolischen Elemente aller Heilungsrituale herauszuarbeiten. Er berücksichtigt dabei soziobiologische Aspekte und verglich verschiedene symbolische Elemente aus westlichen Psychotherapien, z. B. der Psychoanalyse, mit schamanistischen Praktiken und verschiedenen magischen Heilungsritualen in verschiedenen Kulturen.

Dow entwickelte aus Moermans Theorie der symbolischen Heilung (1979) anlehnend an Chomskys (1965) Sprachtheorie eine »universelle Struktur«. Entsprechend der Tiefenstruktur der Sprache wären die verschiedenen kulturellen Formen von Psychotherapie und Heilung nur ein äußerer Ausdruck des tiefliegenden »sets« von Regeln der Tiefenstruktur der symbolischen Heilung. Dow (1986: 56) geht von der Grundannahme aus, daß die körperliche Ebene durch psychische Prozesse beeinflußt werden kann. Solche geistigen Prozesse, die auf individuellen Erfahrungen beruhen, führen nach Dow notwendigerweise zur Konstruktion von Begriffen, die je nach Kultur in den verschiedenen Formen des jeweiligen »common sense« ausgedruckt werden, wie z. B. »Ego«, »Libido«, »soul«, etc. Diese Konstrukte sind an sich schwer zu fassen. Dies liegt in ihrer Natur, da sie das Ergebnis von individuellen subjektiven Erfahrungen sind. Diese Konstrukte entsprechen der »Erfahrungsrealität« des jeweiligen kulturellen Kontextes, zu dem sie gehören. Ein weiteres Problem der Abgrenzung und Bestimmung der symbolischen Heilung ist, daß es viele Heilungssysteme gibt, welche offensichtlich symbolische Komponenten haben, jedoch gleichzeitig auch physische und pharmazeutische Therapien verwenden (Dow 1986: 56ff.).

Die vier Elemente der »universellen Struktur«, die Dow (1986: 56) herausgearbeitet hat, sind:

> „The experiences of healers and healed are generalized with culture-specific symbols in cultural myth.
>
> A suffering patient comes to a healer who persuades the patient that the problem can be defined in terms of the myth.
>
> The healer attaches the patient´s emotions to transactional symbols particularized from the general myth.
>
> The healer manipulates the transactional symbols to help the patient transact his or her own emotions".

Das erste Element der Universalstruktur bezieht sich auf eine gemeinsame mythische Welt, d.h. die erste Bedingung der symbolischen Heilung ist, daß der Heiler und der zu Heilende einen gemeinsamen »cultural code« haben. Semiotisch gesehen würde ein Symbol kein »Zeichen« sein, wenn der Patient es nicht repräsentieren und interpretieren kann, denn nur die durch seine Interpretation ausgelösten Erfahrungen wird es zu seiner Realität. Symbolische Heilung kann nur geschehen, wenn Heiler und Patient über eine gemeinsame symbolische Welt verfügen.

> „Every system of symbolic healing is based on a model of experiential reality that can be called its mythic world. I use the word "mythic" to imply that there are cultural experiential thruths contained in this model" (Dow 1986: 59).

Das zweite Element der »universalen Struktur« hängt mit dem Heilerparadoxon zusammen, d.h. der Patient muß akzeptieren, daß der Heiler selbst ein Teil von dieser gemeinsamen allgemeinen symbolischen Welt ist und daß der Heiler dementsprechend Macht oder Wissen besitzt zu heilen. Aus dieser allgemeinen mythischen Welt kann der Heiler einen Aspekt herausgreifen und auf das spezielle Problem des Patienten übertragen, so daß der Patient sein Problem als eine Störung in der Harmonie der mythischen Welt erfahren kann. Hierbei ist es zu berücksichtigen, daß verschiedene symbolische Systeme ihre mythische Welt verschieden verorten können:

„All systems of symbolic healing refer to a culturally established
mythic world. The systems differ in where they place it. Some may
place it in a supernatural realm. Other may see it as part of everyday
reality or as scientific knowledge. The cultural mythic world contains
knowledge that is experientially, but not necessarily empirically, true.
The healer and the patient create a particularized segment of the cultural mythic world for use in a particular case of symbolic healing"
(Dow 1986: 61).

Das dritte Element der universalen Struktur besteht in der Schaffung
von »transaktionalen Symbolen«, mit denen die Emotionen des Patienten verbunden werden können. Diese entstehen durch die Anteil-
nahme des Patienten an der mythischen Welt bzw. dadurch, daß es
dem Heiler gelingt, den Patient zu überzeugen, sein Problem als
Aspekt dieser Welt zu erleben. Falls dies gelingt, kann die Manipulation des »transaktionalen Symbols« stattfinden, welche das vierte Element des Modells ist:

„Once particularized by the healer, the manipulation of transactional
symbol in a particularized mythic world can suggest a change in the
way that the patient evaluates personal experiences. To a culturally
initiated observer or even to one outside the complementary relati-
onship, the manipulation of transactional symbols may seem ridicu-
lous. Neils may be pulled out of the body; "demons" may be cast into
the darkness, "souls" may by found; sorcerers may be identified; and
so on. However, if the healer has done the job well, the symbolic
healing will be a significant experience for the patient" (Dow 1986:
65).

Egal zu welcher Kultur ein Mensch gehört, er erfährt die eigene End-
lichkeit, das Leiden, die Krankheit und die Ohnmächtigkeit gegenüber dem Schicksal. Entsprechend gibt es in jeder Kultur so etwas
wie eine Antwort auf diese universellen Erfahrungen. In verschiedenen Formen, Ritualen u.a. wird versucht, das Leiden zu lindern, den
Umgang mit der Krankheit zu lernen, Hoffnung auf ein weiteres Leben im Jenseits zu geben. Dieser Umgang findet sein Ausdruck, seine
Verkörperung in den kulturellen Handlungen (Zeichen: Drama,
Wörter, Gedanken), die eine Tiefenstruktur des Erlebens berühren,
die zwar erlebbar ist, jedoch unsichtbar bleibt. Die Poesie der Heilung drückt sich in den Ritualen metaphorisch aus.

Die Theorien der symbolischen Heilung, insbesondere die Arbeiten von Sandner und Dow, sind von verschiedenen Autoren als Grundlage verwendet worden, um transkulturelle Studien zu erläutern und zu verstehen (siehe Rösing (1990-1991), Thorne (1993), Calabrese (1994), Bilu et Witztum (1994), Hollan (1994), Watson (1994), Littlewood (1995), Sonnanburg (1996) u. a.).

IV. REKONSTRUKTION DER ANTHROPOSOPHISCHEN MEDIZIN UNTER DEM BLICKWINKEL DER SYMBOLISCHEN HEILUNG

Die Anthroposophische Medizin ist innerhalb der Anthroposophie oder der »Geisteswissenschaft«, wie sie sich selbst versteht, entstanden. Es war eine schlüssige verfolgbare Konsequenz aus dem anthroposophischen Glaubenssystem, daß eine neue Auffassung der Medizin notwendig wurde, die in das Alltagsleben der Anthroposophen integriert werden konnte. Die Anthroposophische Medizin versteht sich in ihrer Selbsdarstellung nicht als eine Alternativmedizin, sondern als eine notwendige »Erweiterung der Medizin« durch die »Geisteswissenschaft«. Diese ist wiederum nur in inniger Verbindung mit der Person Steiners und seine Lehre zu verstehen. Im folgenden werde ich deshalb zunächst das anthroposophische Glaubenssystem darstellen, innerhalb dessen die Anthroposophische Medizin eingebettet ist. Dabei werde ich schwerpunktmäßig versuchen, die »mythische Welt« oder »Kosmologie der Anthroposophie« aus der Perspektive der Semiotik und symbolischen Heilung zu rekonstruieren. Meine Rekonstruktion verläuft in 4 Schritten:

Zunächst werde ich eine kurze Einführung in die Geisteswissenschaft Steiners (IV.1.) geben. Anschließend möchte ich die Kosmovision der Anthroposophie (IV.2.) als die Grundlage für das Verständnis ihres medizinischen System erläutern. Daraufhin werde ich das System der Anthroposophischen Medizin (IV.3.) ausführlicher darstellen. Hierbei werde ich besonders auf Krankheits- und Gesundheitskonzepte eingehen. Im dritten Abschnitt möchte ich erläutern, wie im Einklang mit diesem System Krebs (IV.4.) definiert und verstanden wird. Zuletzt möchte ich die Therapie und Heilmittellehre der Anthroposophie kurz darstellen, um schließlich die Mistel (IV.5.) und ihre Anwendung in der Krebsbehandlung zu behandeln.

1. Die »Geisteswissenschaft« Steiners

1.1. Kernelemente der »geisteswissenschaftlichen« Methode

Im Grunde versteht sich Steiners »Geisteswissenschaft« als eine durch mystische Erkenntnisse begründete Wissenschaft, die eine neue Auffassung von Philosophie und Religion integriert:

„eine moderne Philosophie durch die exakte clairvoyante [franz.: hellseherische] Erkenntnis des ätherischen Leibes, eine den Menschen umfassende Kosmologie durch eine klare Erfassung der astralischen Wesenheit des Menschen, eine Erneuerung des religiösen Lebens durch eine exakte clairvoyante Erfassung des wahren, über Schlaf und Wachen erhabenen menschlichen Ich" (Steiner 1980 :27).

Die »Geisteswissenschaft« Steiners beruht auf »mystischen Erfahrungen«, die »hellseherische Fähigkeiten« voraussetzen:

„Jetzt gehen wir einmal - immer am Leitfaden der inneren, hellseherischen Beobachtung - weiter und versuchen wir, die äußeren Erscheinungen vernunftgemäß zu begreifen, zu denen uns die Geisteswissenschaft führt" (Steiner 1975a: 63).

Was sucht und bietet Steiners Geisteswissenschaft? Sie stellt sich als ein »spiritueller Weg« der Selbsterkenntnis dar, der »übersinnliche Wahrheiten« offenbart und Auskunft über den Sinn des Daseins des Menschen und über seinen Schicksal geben soll:

„Wer sich mit der theosophischen Bewegung näher bekannt macht, wird finden, daß der Weg der Theosophie oder Geisteswissenschaft, der zu den übersinnlichen Wahrheiten führt, auf der eine Seite wirklich spirituell ist, auf der anderen Seite die Frage beantwortet: Woher kommt der Mensch, wohin geht er, was ist seine Bestimmung?" (Steiner 1972: 95).

Steiners »Erkenntnisweg des Geistigen« wird für die Eingeweihten zu einer essentiellen Mission. Nur hierdurch könne der Mensch den höheren Sinn seines Lebens finden:

"Die Erkenntnis hinaufzuheben zum Erfassen des Geistigen, damit sie die Kraft des ganzen Lebens werde, das ist - im höheren Sinne gefaßt - *Pflicht*. Und Pflicht ist es daher für jeden Menschen, Verständnis zu suchen für das Woher und Wohin der Seele" (Steiner 1975c: 27).

Steiners Geisteswissenschaft hat den Anspruch, die absolute Wahrheit zu besitzen. Anthroposophische Einweihungen in »höhere Erkenntnis« erlauben und ermöglichen die wahre Einsicht zu bekommen:

„so suchten die Anhänger der Mysterien aus einem Menschen niederer Art einen Menschen höherer Entwickelungsstufe, einen Eingeweihten zu machen. Und nur der Eingeweihte sollte in der Lage sein, über die übersinnlichen Wahrheiten durch unmittelbares Schauen, durch geistige Intuition etwas auszumachen. Der großen Masse konnte die Wahrheiten nur durch Bilder mitgeteilt werden." (Steiner 1972:72).

Die von Steiner offenbarte »geistige Welt« erlaubte dem Eingeweihten eine nachvollziehbare Evolution und Entwicklung aller »Wesen« des Kosmos zu *schauen*, in dem eine unendliche Kette von parallel laufenden Entwicklungen stattgefunden haben, die zu höheren Stadien der Entwicklung führen würden.

Hieraus leitet die Anthroposophie eine Kosmologie ab, die Auskunft gibt über Entstehung und Ziel des a) Kosmos, b) aller Wesen und c) des Menschen (sein *Woher* und *Wohin*). Nur durch die hellseherischen Fähigkeiten, d.h. die Methode der Geisteswissenschaft, könne die Welt und ihre Evolution gesehen werden. In dieser Kosmologie gibt es ein Urwesen, (Steiners Frühmensch), das sukzessiv durch die Addition von »Leibern« in ein höheres Evolutionstadium eintrat. In jedem Evolutionstadium ist ein neuer Leib dazugekommen, bis es schließlich zu dem Erlangen des höchsten geistigen Leibes kommt, den Steiner »Ichleib« nennt. Mit jeder »Verkörperung« bzw. »Einleibung« gewinnt der Mensch mehr Freiheit bis er sich zum »freien Geist« emporheben kann. Hier findet nun ein qualitativer Sprung statt, ein *individuiertes*, *bewußtes* Wesen, entsteht, das den heutigen Menschen repräsentiert:

"Aber mit jeder neuen Verkörperung wird es heller um ihn. Er erwirbt sich das Wissen, die Kenntnis der Gesetze seiner Umwelt; mit anderen Worten: er vollbringt immer mehr mit Bewußtsein, was er vorher im Dumpfheit vollbracht hat. Immer geringer wird der Zwang der Umwelt; immer mehr vermag der Geist sich selbst zu bestimmen, der Geist, der sich aus sich selbst bestimmt, das ist der *freie Geist*. Ein Handeln im vollen Lichte des Bewußtseins ist ein freies Handeln" (Steiner 1975d:42).

Steiners Lehre benennt die Existenz von drei »übersinnlichen Welten«, auch »Reiche« genannt, die neben der sinnlichen, physischen Welt stehen. Die Geisteswissenschaft Steiners hat die Vision, daß der heutige Mensch dadurch zum Verständnis seines Daseins kommt, indem er die höheren Welten erkennt und sich hierdurch über seine eigenen Triebe erhebt.

Die Methode der Geisteswissenschaft basiert auf dem »wahren Anschauen« der Welt, meditativen Übungen, durch die die hellseherische Fähigkeiten entwickelt werden könne. Die mystischen Einsichten des anthroposophischen Kosmos seien jedem zugänglich, der die geschickten Mittel, die Übungen der Steinerschen Meditationsanweisungen anwendet. Diese Übungen haben das Ziel, den Menschen stufenweise zu befähigen, die Bestandteile des anthroposophischen Kosmos und damit das eigene Wesen wahrzunehmen und dadurch diese Welt in seiner subjektiven Wirklichkeit entstehen zu lassen, bis der Mensch schließlich seine »göttliche Natur« erfährt:

> „Hier handelt es sich um das wirkliche Anschauen - um das geistige Wahrnehmen - eines Wesenhaften, das im Menschen wie im allem Lebendigen ebenso vorhanden ist wie der physische Leib. Und um dieses Anschauen zu bewirken, wird nicht etwa mit dem gewöhnliche Denken weitergedacht; es wird nicht durch die Einbildungskraft eine andere Welt ersonnen; es wird viel mehr das menschliche Erkennen in ganz exakter Art erweitert, und diese Erweiterung ergibt auch die Erfahrung über eine erweiterte Welt" (Steiner 1991: 13).

Der Prozeß des esoterisch-meditativen Erkennens Steiner ist als schrittweises geistiges »Sich-Einarbeiten« in die transzendentale Wirklichkeit der übersinnlichen Welt zu verstehen. Die »Geistige Welt« ist hier gleichzusetzen mit der anthroposophischen Kosmologie. Imagination, Inspiration und Intuition stellen hierbei unterschiedliche Erkenntnisstufen der Meditation dar, die »das reine Denken«, den hellseherischen Blick, ermöglichen soll.

1.2. Semiotische und erkenntnistheoretische Betrachtungen

a.) Erkenntnistheoretische Aspekte

Die geisteswissenschaftliche Methode der Anthroposophie und der hiervon geprägten pädagogischen und medizinischen »Wissenschaften« wird von Ullrich (1988:168f) in einer philosophisch-kritischen Arbeit als „apologetisch und dogmatisch" bezeichnet. Ebenso betrachtet er die modernen Vertreter der Weltanschauung Steiners als „orthodox, kritiklos und geschlossen", da ein kontroverser wissenschaftlicher Diskurs über Steiners Philosophie in der Öffentlichkeit nicht stattfindet.

Die einzige Ausnahme sieht Ullrich (1988) in den beiden anthroposophischen Autoren Peter Schneider (1982)[18] und Helmut Kiene (1984)[19], indem sie im öffentlichen Diskurs die anthroposophischen Wissenschaftkonzepte verfechten. Beide lehnen den „materialistisch-naturwissenschaftlich orientierten Methoden-Monismus" ab (Ullrich 1988:171). Der Pädagoge Schneider setzt sich demgegenüber für eine „Intuitionspädagogik"[20] ein. Der Mediziner Kiene vertritt das Konzept einer „intuitiven Heilkunst"[21]. Beide Autoren betrachten die Erkenntnistheorie Rudolf Steiner jedoch als absolutes Fundament für ihr »wissenschaftliches Denken« und haben die Axiome Steiners Denkens unverändert übernommen. Eine Auseinandersetzung mit aktuellen wissenschaftstheoretischen Positionen findet also auch bei diesen Autoren nicht statt. Dies ist vielleicht auch nicht verwunderlich, denn Steiners philosophisches Werk wird von der akademischen Philosophie nicht angenommen.

Ullrich (1988) sieht in Steiners Werk einen philosophischen Rückschritt. Er bezeichnet seine Erkenntnistheorie als »spekulative Deduktion aus dogmatischer Metaphysik«:

> „So gesehen ist Steiners Erkenntnislehre gänzlich *spekulative Deduktion aus dogmatischer Metaphysik.* Sie stellt wegen ihres naiven Realismus und dogmatisch deduktives Denkens in bezug auf die Denkgewohnheiten der damaligen Zeit - etwa zu Eduard von Hartmanns induktiver Metaphysik - und erst recht in bezug auf unsere Gegenwart keine Fortentwicklung, sondern eine erstaunliche Rückbildung des Philosophierens dar" (Ullrich 1988: 171).

---

[18] Peter Schneider (1982) »Einführung in die Waldorfpädagogik«.

[19] Kiene (1984) »Grundlinien einer essentiellen Wissenschafttheorie«.

[20] »Intuitionspädagogik«, dieser Terminus geht zurück auf Schneiders Ziel, eine Erziehungskunst zu rehabilitieren, die auf »selbstgefaßten Intuitionen« des Handelnden beruht, in denen dieser erkennend an den „universell-geistigen Aufbauprinzipien der menschlichen Person" teilhat (Ullrich 1988: 169).

[21] „[..] »intuitive Heilkunst«, die dem Arzt in Diagnostik, Therapie und Heilmittelkunde in jedem Einzelfall eine unmittelbare Erkenntnis des ideellen Wesens des jeweiligen Krankheitsgeschehens ermöglicht und ihm dabei den »Umweg« bzw. »Irrweg« einer induktiven, empirisch-statistischen Wirkungskontrolle erspart" (Ullrich 1988: 169).

Ebenso kritisiert Kraft (1984) die philosophischen Grundlagen der Geisteswissenschaft Steiners, denn das übersinnliche Objekt (das »reine Denken«), das erkannt werden soll, kann nicht selbst das erkennende Subjekt sein. Hier sieht er den grundlegende logischen Fehler in Steiners Denken, denn die subjektive meditative Innenschau könne grundsätzlich nicht auf einen objektiven übersinnlichen Erkenntnismodus verweisen:

„Lebt der Mensch in reinen Denken, erhellt sich ihm das Meta-Ontische des »objektiven« (!) Weltwesen. Indem das *esoterisch-anthroposophische* Erkennen einerseits übersinnlich existentielle Modi in die wissenschaftliche - also auch naturwissenschaftliche - Arbeit einbezieht und andererseits das Erkennen des Phänomens ist, läßt sich die anthroposophische Intentionalität - das »Wie« des erkennenden Gerichtetsein-auf - als empatische Phänomenologie charakterisieren" (Kraft 1984: 77).

Kraft (1984:72f.) sieht Steiners interpretatives Werk im Kontext der philosophischen Problematik des deutschen Idealismus (insbesondere von Kant und Fichte) als Vorarbeit zur „Wissenschaftlichen Esoterik". Hier stellte sich das philosophische Problem, daß jedes Erarbeiten einer Theorie des Erkennens- und damit eine Analyse des Denkens - mit Hilfe des Denkens geschieht, welches sich so mit sich selbst aufgrund seiner eigenen Möglichkeiten auf die Subjekt-Objekt-Ebene bringt. Die Konfrontation mit dem Subjekt-Objekt-Problem ist nach Kraft das, was „Steiner zur Esoterik treibt":

„Hier, wie auch in der vom Transzendentalismus gezeigten Antinomie des Seins (Kant: Kritik der reinen Vernunft), ist die Möglichkeit des menschliche Erkennens vor eine Grenze gestellt - vereinfachend auf den Begriff »Subjekt-Objekt-Schranke« gebracht -, die Steiner durch seine esoterische Wissenschaft zu überwinden trachtet; die »scheinbare« also prä-esoterisch erkannte Mensch - Welt - Differenz, die existentielle (Schreibweise nach Heidegger) Isolierung des Seelisch - Geistigen des menschlichen Individuums vom kosmischen Natur-Geistigen, soll aufgehoben werden mit Hilfe esoterischer Erkenntnistechnik" (Kraft 1984: 75f.).

Das esoterische Denken Steiners löst das Problem der Subjekt-Objekt-Frage jedoch nicht philosophisch, sondern durch eine religiöse Dogmatik.

b.) Symbolisch - religiöse Aspekte

Die Anthroposophie kann im Sinne von Geertz (1994) als ein religiöses System verstanden werden. Religion ist hier ein Symbolsystem, das dem Menschen Sinn und Orientierung gibt. Handlungen innerhalb einer solchen Seinsordnung können das Wohl- oder Mißbefiden des Menschen und die subjektive als real verstandene Wirklichkeit dieses Symbolsystems erzeugen:

> „Eine Religion ist: ein Symbolsystem, das darauf zielt, starke, umfassende und dauerhafte Stimmungen und Motivationen in den Meschen zu schaffen, in dem es Vorstellungen einer allgemeinen Seisordnung formuliert und diese Vorstellungen mit einer solchen Aura von Faktizität umgibt, daß die Stimmungen und Motivationen völlig der Wirklichkeit zu entsprechen scheinen" (Geertz 1994: 44).

Das anthroposophische Symbolsystem, welches als Grundlage die »höhere Erkenntnis« hat, verpflichtet zugleich zu einer Praxis, die diese Symbolik erkennen läßt. Diese Praxis besteht aus meditativen Übungen, die einerseits im Alltagsleben integriert werden und andererseits eine Haltung und Deutung der täglichen Ereignisse unter dem Blickwinkel der anthroposophischen Mythologie erfordern. So bekommen Naturereignisse eine Deutung, die sich von dem naturwissenschaftlichen Denken abhebt. Die Zeichen, durch die sich diese *andere* Natur manifestiert, sind dann jedoch nur in der anthroposophischen Kosmologie zu verstehen.

Die Anthroposophie vertritt eine Kosmovision, in der jeder Mensch eine Mission in der Welt hat, nämlich die eigene Wesenheit und dmit die Seinsordnung des Kosmos zu erkennen. Dies gibt ihm Aufschluß über sein »Woher« und »Wohin« in der Welt, wodurch er die eigene Biographie gestalten kann. Die Gesetze welche in der mythischen Welt gelten, bestimmen die innerliche und praktische Haltung des Menschen. Diese drückt sich dann auch in seinen Handlungen und seiner Alltagspraxis aus. Die »Aura« von Faktizität entsteht durch die spirituelle Praxis, in deren Erleben, »dem reinem Denken«, die Stimmungen und Motivationen suggeriert durch die spirituelle Praxis, völlig der Wirklichkeit zu entsprechen scheinen.

c.) Paradoxon der höheren Erkenntnis

In der anthroposophischen Geiteswisseswissenschaft muß man glauben, um zu erfahren. Die »Welten« aus dieser »übersinnlichen« metaphysischen Perspektive sind ebenso metaphysischen Gesetzen unterworfen. Nur die Eingeweihten, die das Wissen haben, können von ihren »mystischen Erfahrungen« diesen Welten berichten und über ihre Gesetze Bescheid geben.

Eine Kosmologie, die auf diesen metaphysischen Voraussetzung begründet ist, ist ihrer Natur nach weder philosophisch noch naturwissenschaftlich nachvollziehbar und auffaßbar.

Nach Dow kann diese »mythologische Welt« jedoch als eine Lebenshilfe angenommen werden, denn sie enthält als Mythos möglicherweise eine hilfreiche Symbolik, die zwar abstrakt ist, aber über die notwendigen symbolischen Repräsentationen verfügt, um den Menschen ansprechen und anregen zu können. Die Probleme und Sehnsüchte des Menschen lassen sich abbilden.

Die Praxis dieser mythologischen Welt erfüllt sich selbst. Sie entspricht Watzlawicks (1988) Prinzip der „self-fulfilling-prophecy“. Voraussagen werden zur Wirklichkeit, weil das Vorausgesagte erwartet wird:

> „eine Annahme oder Voraussage, die rein aus der Tatsache heraus, daß sie gemacht wurde, das angenommene, erwartete oder vorausgesagte Ereignis zur Wirklichkeit werden läßt und so ihre eigene Richtigkeit bestätigt“ (Watzlawick 1988: 52).

Die Geisteswissenschaft Steiners stellt in diesem Sinne eine hellseherische Methode dar, die eine Wirklichkeit offenbart. Aber nur unter der Bedingung, daß der Schüler sie von vornherein glaubt, offen und bereit ist, diese Wirklichkeit aufzunehmen, wird dies zu seiner Wirklichkeit. Das Prinzip der „self-fulfilling-prophecy“ ist aus der Psychotherapie bekannt. Dies zeigt die Studie von Fischer (1981). Er untersuchte die Korrelation der Trauminhalte von Patienten in Bezug zu den Traumtheorien ihrer Psychoanalytiker und fand ein Phänomen, welches er »Freud-Syndrom« und »Jung-Syndrom« nannte. Die Träume von den Patienten, die unter der Kategorie »Freud-Syndrom« fallen, thematisierten öfter Aggression, Sexualität, die Träume von Patienten, die sich unter der Kategorie »Jung-Syndrom« befanden, waren eher mythischer Art. Die Patienten scheinen ihre Träume somit auch nach der Traumtheorie der Psychoanalytiker zu konstruieren.

1.3. Zusammenfassung

Steiners »Welt« läßt sich am ehesten als ein »mythisches System« im Sinne von Dow begreifen, denn dieses System formuliert keine philosophischen oder wissenschaftlichen Wahrheiten. Die Wahrheit von Steiners System zeigt sich in einer symbolischen Wirklichkeit. Im Sinne von Geertz (1994) kann die Anthroposophie als ein religiöses System betrachtet werden. Als solches ist hier ein Symbolsystem, das dem Menschen Sinn und Orientierung gibt.

2. Kosmovision der Anthroposophie

Im folgenden möchte ich die Elemente von Steiners Kosmologie etwas ausführlicher herausarbeiten, so daß der mythische Rahmen
deutlich wird, in dem Krankheit und Gesundheit, Diagnostik und
Therapie innerhalb des anthroposophischen medizinischen Systems
Sinn macht.

2.1. Bausteine von Steiners Weltbild

2.1.1. Vom Leblosen zu Lebenden: Die Sieben „Reiche"

a.) Imagination: Anerkennung der Ätherwelt

Die grundlegende Stufe ist die »imaginative Erkenntnis-Kraft«, welche durch Fokussierung und Konzentration des Denkens auf geistige
Objekte entsteht. In der »imaginativen Erkenntnis« wird die „ätherische Leiblichkeit" neben der physikalischen erkannt. In der ätherischen Welt gelten andere Gesetze als in der physischen Welt:

> „Was man jetzt in der verstärkten Denkkraft wahrnimmt, ist durchaus
> nicht blaß und schattenhaft; es ist vollinhaltlich konkret-bildhaft; es
> ist von einer viel intensiveren Wirklichkeit als der Inhalt der Sinne
> seindrücke. Es geht dem Menschen eine neue Welt auf, indem er auf
> die angegebene Art die Kraft seiner Wahrnehmung erweitert hat"
> (Steiner 1991: 10).

b.) Durch Inspiration: Anerkennung der Astralwelt

Die zweite Stufe der Meditation vollzieht sich in zwei Schritten: Zunächst wird auf der Grundlage der »imaginativen Erkenntnis-Kraft«
mittels einer starken Konzentration der Inhalt der ätherischen Wirklichkeit unterdrückt, damit ein »völlig leeres Bewußtsein« erlangt
wird:

> „Die Übungen, die ein höheres Wahrnehmen herbeiführen, können
> fortgesetzt werden. Man kann, wie man eine erhöhte Kraft anwendet,
> sich auf Gedanken, die man in den Mittelpunkt des Bewußtseins ge
> rückt hat, konzentrieren, auch darauf wieder eine solch erhöhte Kraft
> anwenden, die erlangten Imaginationen (Bilder einer geistig
> ätherischen Wirklichkeit) zu unterdrücken. Dann erlangt man der Zu
> stand des völlig leeren Bewußtseins. Man ist bloß wach, ohne daß
> zunächst das Wachsein einen Inhalt hat" (Steiner 1991: 13f.).

Ein zweiter Schritt besteht darin, das leere Bewußtsein mit geistigen Inhalten ausfüllen zu lassen. Der Geist der Astralwelt kann nach Steiner nun in das Bewußtsein eindringen. Inspiration entsteht. Die Inspiration ist das Tor zur Astralwelt, die der Mensch nun erkennt:

> „Aber dieses Wachsein ohne Inhalt bleibt nicht [..] man lernt durch die Erfüllung des leeren Bewußtsein mit geistigen Inhalt ein drittes Glied kennen. Die Anthroposophie nennt das Erkennen, das auf diese Art zusammen kommt, dasjenige durch Inspiration [..]. Und die Welt, in die man durch die Inspiration Eintritt gewinnt, bezeichnet sie als die astralische Welt“ (Steiner 1991: 14).

In der Astralwelt können sich »Geist-Wesenheiten« offenbaren:

> „Spricht man aber von »astraliscshe Wclt«, so geht man in Gemäßheit dessen, was das inspirierte Bewußtsein beobachtet, von den Wirkungen aus dem Weltumfang zu bestimmten Geist-Wesenheiten über, die in diesen Wirkungen sich offenbaren, wie in den von der Erde ausgehende Kräften sich die Erdenstoffe offenbaren“ (Steiner 1991: 14ff).

c.) Von der Inspiration zur Intuition - vom Tier zum Mensch

In der dritten Stufe wird durch die »Intuition« die vierte Welt offenbart. Hier lebt der »Ichleib« mit den höheren geistigen Wesenheiten zusammen. Das Intuitionsvermögen erlaubt dem Menschen, sich über das Tierreich zu erheben und seine Zugehörigkeit zu der höchsten geistigen Natur zu erkennen:

> „Die den Menschen über die Tierwelt hinaushebende, eigentlich menschliche Wesenheit wird durch eine noch höhere Erkenntnisart als die Inspiration erkannt. Die Anthroposophie spricht von Intuition. [..] in der Inspiration offenbaren sich die geistigen Wesenheiten der Welt; durch die Intuition lebt man mit diesen Wesenheiten“ (Steiner 1991: 15).

2.1.2. Ursprungsmythos: Entwicklung der Erde und der Wesenheiten

Die Erde so wie die anderen Planeten sind nach Steiner »Urwesenheiten«, die sowohl die materielle als auch geistige »Urgrundlage« aller weiteren »Wesenheiten« sind. Nach Steiner hat die Erde viele

»Verkörperungen« oder Veränderungsstadien durchlebten, bis sie das heutige Stadium erreichen konnte. Ebenso sind die Menschen wie auch alle anderen Wesenheiten durch verschiedene Stadien oder Verkörperungen hindurchgegangen. Je nach ihrem Entwicklungsstadium sind die Wesen auf ihrem entsprechenden »Planeten« zurückgeblieben:

> „Nun lassen sie uns noch einmal die Zeitpunkt ins Auge fassen, wo die Sonne mit ihren Wesenheiten hinausgeht; da bleibt die Erde zurück mit all den Keimen, die später sich auf ihr entwickelt haben, darunter die Menschen der Gegenwart, die aber damals noch nicht auf der heutigen Menschheitsstufe waren. Auch andere Wesen aus dem Tier- und Pflanzenreiche sind vorhanden, die schon in vorherigen Verkörperungen der Erde ihre Entwicklung gefunden haben und die nun keimhaft hervorkommen" (Steiner 1960b: 72).

Die Entwicklung der geistigen Wesenheiten in Steiners Kosmologie, fand zuerst auf dem Saturn statt, dann auf der Sonne und schließlich auf dem sogenannten alten Mond, aus dem durch Abspaltung die Erde entstand. Die menschliche Entwicklung ist eng mit diesen Planeten verbunden:

> „Noch einmal wollen wir uns daran erinnern, daß die Erde einen uralten Verkörperungszustand durchgemacht hat, den des Saturn; daß dann nach einem Ruhezustande die Sonne, dann der Mond, und dann unsere Erde daraus wurde. Der Mensch ist in Bezug auf seine Evolution mit all diesen Verkörperungen unserer Erde verbunden" (Steiner 1960c: 80).

Parallel zu der Entwicklung des »Menschkeims« entstehen andere Wesenheiten, die dem Menschen zu dieser Zeit in der Entwicklung überlegen waren. Auf der »alten Sonne« herrschten die »Geister der Form«, auf dem alten Mond herrschten die »Geister der Bewegung«, und auf dem Saturn herrschten die »Geister des Willens« oder der »Weisheit«. All diese »Wesenheiten« haben in der anthroposophischen Kosmologie eine Funktion. So haben »Geister des Willens« eine »planetarische Mission«, einen mystischen Entwicklungsauftrag:

> „Auf dieser alten Sonne herrschten, wie auf der Erde die Geister der Form, wie auf dem Monde die Geister der Bewegung, auch solche Wesenheiten, [..] Und nun kommen wir zu dem letzten Planetenzustand, zu dem alten Saturn. Die Wesenheiten, die hier in ähnlicher

Weise die Leitung führten, nennen wir die Throne, die Geister des
Willens. So sind wir zu immer höheren Stufen geistiger Wesenheiten
hinaufgeschritten bis zu Wesenheiten, welche nicht bloß die Diri-
genten sind von so etwas, was sich wie der Zeitgeist verändert, sondern von dem, was mit der Mission planetarischer Zustände zu tun
hat" (Steiner 1960b : 67).

Die höheren Wesenheiten sind bis heute nach Steiner in Verbindung
mit den Bewohnern der Erde und üben auf sie eine Wirkung aus:

„Die Thronen, die Geister der Weisheit, die Geister der Bewegung
und die Geister der Form, sie alle sind fortwährend noch in irgendei-
ner Verbindung mit uns, wenn auch nicht in einer so nahen, unmittelbar wahrnehmbaren Verbindung wie die anderen, niedrigen Wesenheiten" (Steiner 1960b : 67).

2.1.3. Individuierung: Der heutige Mensch mit seinen Wesensglieder

In der anthroposophische Kosmologie basiert die menschliche Entwicklung auf dem Grundprinzip der Emanzipation der »leiblichen
Bildekräfte« in »geistige Denkkräfte. Steiners Lehre besagt, daß die
heutige Menschheit entstehen konnte, deswegen weil sie als Keim,
»Menschkeim«, eine Evolution durchgemacht hat, welche ihm die
Einverleibung von den vier Körpern ermöglicht hat. Zusammenfassend nochmals dargestellt:

„ Physischer Leib: unbelebt, stofflich, »mineralisch«.
Ätherleib [Bildekräfteleib]: Grundlage der Lebensorganisation,
»pflanzlich«
Astralleib [Seele]: Grundlage der Empfindungsorganisation und des
Gefühlslebens, »tierisch«
Ich - Organisation: Grundlage des Individuell Geistigen, »mensch-
lich«" (Wagner 1996: 6).

a.) Physischer- und Ätherleib

Die 4 »Leiber« erfüllen im Menschen unterschiedliche Funktionen.
Grundlegend ist der physische Leib, der den stofflichen Körper des
Menschen darstellt. Ohne die Interaktion mit dem ätherischen Leib
würde der physische Leib jedoch aus anthroposophischen Sicht zer-
fallen. Die erste Funktion des Ätherleibs besteht somit in der Organisation des Lebendigen. Die Pflanzen, welche nach Steiner nur über
den physischen- und den Ätherleib verfügen, zeichnen sich durch eine ganz intensive »Regenerationskraft« aus.

Als zweite Funktion bildet der Ätherleib den Erinnerungsträger für
die Inhalte zwischen den unterschiedlichen Verkörperungen, den
Wiedergeburten, eines Menschen, denn nach dem Tod bleibt der
Ätherleib bestehen:

> „In diesem Extrakt des Ätherleibes ist nun alles wie in einer Essenz
> drinnen, was im Leben hineingekommen ist, zum Beispiel von einem
> ausschweifenden Leben, oder was der Mensch aufgenommen hat als
> das Ergebnis eines richtigen oder unrichtigen Denkens, Handelns und
> Fühlens. Das enthält der Ätherleib, und das nimmt der Mensch mit in
> die Zeit bis zur neuen Geburt" (Steiner 1975a: 67).

Der Ätherleib ist die Verkörperung von dem früheren Denken, Fühlen und Handeln, das in dem zukünftigen Leben des Menschen eine
Wirkung hat, denn der Ätherleib wirkt in die Aufbauprozesse der
physischen Organisation des Menschen hinein. So wird nach Steiner
»Karma«, die Konsequenzen des vergangenen Handelns, in den neu-
en Körper übertragen. Die Ätherkräfte wirken sich insbesondere in
der Embryonalzeit im Wachstum des menschlichen Organismus aus:

> „Und weil die Ätherkraft für sich die Kraft hat, das hervorzubringen,
> was er [der Mensch] von früher her in sich hat, so werden wir begrei-
> fen, daß er wenn jetzt eine andere Kraft in ihm auftritt, auch imstande
> sein wird, in den ganzen Aufbau der Organisation das hineinzulegen,
> was er von früheren Verkörperungen sich mitbringt" (Steiner 1975a:
> 68).

Die große Regenerationskraft der Pflanzen liegt nach Steiner daran,
daß hier der Ätherleib im Verhältnis zum Tier loser gebunden ist.
Beim Tiere ist die Beziehung zwischen Ätherleib und physische Leib
so innig, daß ein physischer Schaden gleichzeitig einen ätherischen

Schaden verursacht und so auch die regenerative Heilungskraft des
Ätherleibs behindert.

b.) Astralleib

Die Tiere verfügen außer dem physischen- und Ätherleib noch über
den Astralleib. Der astralische Leib hat eine verbindende Funktion,
d.h. er verbindet das Innere eines Wesens mit der äußeren Welt. Das
Astralleib hat eine Doppelfunktion. Zum einem moduliert er die Le-
bensvorgänge und zum zweiten ermöglicht er das seelische Leben,
indem er als Träger von Empfindungen dient:

> „Im Astralleib haben wir somit das Wesenglied zu sehen, das einmal
> das Empfinden, das seelische Leben ermöglicht, und zum andern, in-
> dem er in die Lebens- und Leibesvorgänge eintaucht, diese impul-
> siert" (Goyert 1993: 26).

Die Aktivität der Astralleibe eröffnet den Tieren und Menschen das
Tor zur "Außenwelt", sie erschwert allerdings auch die regenerieren-
de Funktion des Ätherleibes:

> „Es öffnet sich ein Wesen um so mehr der Außenwelt, als der astrali-
> sche Leib wirksam ist. Also verbindet der astralische Leib das Innere
> eines Wesens mit der Außenwelt. Die zunehmende Wirksamkeit des
> astralischen Leibes macht, daß der Ätherleib viel stärkere Kräfte
> aufwenden muß, um auftretende Schädigungen wieder auszuglei-
> chen" (Steiner 1975a: 66).

Die höheren Wesensformen haben aufgrund der starken Aktivität des
Astralleibs eine größere Freiheit, wodurch jedoch auch die Heilkräfte
des Ätherleibes geschwächt werden:

> „je weiter wir in der Tierreiche hinaufsteigen - und wenn wir das
> Menschenreich äußerlich betrachten, gilt das auch -, daß der Äther-
> leib immer mehr Anstrengungen machen muß, um überhaupt die
> Heilkräfte herauszubekommen? - Das liegt daran, daß Ätherleib in
> der verschiedensten Weise mit dem physischen Leibe verbunden sein
> kann. Es gibt zwischen dem physischen Leibe und dem Ätherleib ei-
> ne innigere Gemeinschaft und eine losere" (Steiner 1975a: 65).

c.) Ichleib

Der »Ichleib« erlaubt dem Menschen, sich über die Begierde, die der
Menschennatur innewohnen, zu erheben. Falls es dem Menschen
nicht gelingt, seine Begierden zu überwinden, dann werden sich die
von Begierde geleiteten Handlungen später in den neuen »Verkörperungen« (Wiedergeburten) auswirken:

> „Der primitive Mensch handelt ganz so, wie es seinen Begierden ent-
> spricht. Und er nimmt die Erlebnisse, die er mit solchem Handeln
> gemacht hat, hinüber in die übersinnlichen Zustände [..]. Hier werden
> sie zu höherer Fähigkeit. Und in einer weiteren Verkörperung wirkt
> in ihm nicht mehr die bloße Begierde, sondern sie wird bereits mit-
> gelenkt durch die Wirkungen der vorher gemachten Erfahrungen“
> (Steiner 1975d: 42f.).

Die Aneignung des »Ich« ist in der anthroposophischen Kosmologie
eng verbunden mit dem sogenannten »dritten Zeitalter«, in dem die
geschlechtliche Fortpflanzung des Menschen angefangen hat:

> „Wir haben eine uralte Vergangenheit, wo die Erde noch im Son-
> nenleib drinnen war, wo sie noch eines mit der Sonne war; dann eine
> zweite Zeit, da war die Erde nun mehr lose mit der Sonne verbunden,
> dann eine dritte, wo beide Körper sich völlig voneinander getrennt
> haben. In dieser dritten Zeit ist das Ich eigentlich erst in den Men-
> schen eingetreten, und da beginnt auch erst die geschlechtliche Fort-
> pflanzung. Dann folgt die vierte Zeit, in der wir leben“ (Steiner
> 1960a: 43).

Der »Astralleib« und der »Ichleib« sind die beiden höheren »Wesen-
glieder« des Menschen. »Das Astralleib« ist dem »Ichleib« untergeordnet. Der Ichleib entspricht der bewußten Reaktion, die im seelischen Körper, dem Astralleib, noch unbewußt abläuft. Hierdurch
kann eine Modulation der unbewußten Reaktionsmuster des Organismus stattfinden. Das bewußte Denken findet im Zustand der
„Willenstätigkeit“ statt. Die Tätigkeit des Ich im Körper nennt Steiner »Ich-Organisation«. Der Ichkörper ist unteilbar und verleiht dem
Menschen den Charakter von Individualität. Das Ich als geistiger
»Wesenskern« hat Ewigkeitscharakter und ist dem vergänglichen
physischen Leben übergeordnet. Durch die Geburt verbindet sich das
Ich mit dem Physischen und verläßt es wieder mit dem Tod:

„Das Ich, der ewige Kern, muß wechseln zwischen einer Gestalt, wo
er in einer ewigen Form ist, und einer solchen, die geboren werden
kann und stirbt" (Steiner 1960a: 43).

2.1.4. Moralische Kausalität: Das »Karma-Gesetz«

Wie schon bei der Schilderung des Ätherleibs aufgezeigt wird, spielt
die Vorstellung von »Karma« eine wichtige Rolle in Steiners Kosmologie. Gleich dem indischen Karmagedanken besteht hier die Auffassung einer über den Tod hinausgehenden Kausalität von Ursache
und Wirkung, die sich über eine Kette von Wiedergeburten manifestiert:

> „Die späteren Zustände sind die *Wirkungen* früherer. Und zwar die
> späteren physischen die Wirkungen früherer physischer; aber auch
> die späteren seelischen die Wirkungen früherer seelischer. Dies ist
> der Inhalt des *Karma-Gesetzes,* das besagt: Alles, was ich in meinem
> gegenwärtigen Leben kann und tue, steht nicht abgesondert für mich
> da als Wunder, sondern hängt als Wirkung mit dem früheren Da-
> seinsformen meiner Seele zusammen und als Ursache mit den späte-
> ren" (Steiner 1975c: 25).

Steiners Modell für die Logik des Karmas ist das naturwissenschaftlichen Kausalitätsgesetz:

> „Ich verfahre *genau wie der Naturforscher* auf dem Felde der äußere
> Tatsachen verfährt: Auch dieser erklärt die Augenlosigkeit von Tie-
> ren in finsteren Höhlen aus *früheren* Erlebnissen; und er setzt voraus,
> daß die gegenwärtigen Erlebnisse ihre Wirkung in künftigen Rassen
> und Artbildungen haben werden" (Steiner 1975c: 27).

Ohne diesen „geistig-seelischen" Zusammenhang kann für Steiner
das jetzige physische Leben nicht verstanden werden:

> „Es soll nur gezeigt werden, wie das Karmagesetz im physischen Le-
> ben wirkt. Dazu ist zunächst hinreichend zu wissen, was der Geist
> aus diesem physischen Leben in übersinnliche Zustände mit hinüber-
> nimmt, und was er davon in einer neuen Verkörperung wieder mit
> zurückbringt. Er bringt die zu Eigenschaften seines Wesens gewor-
> denen Erlebnisse der in früheren Leben gemachten Erlebnisse mit"
> (Steiner 1975d: 41).

2.2. Strukturanalyse der Kosmovision Steiners

Die Kosmovision Steiners enthält eine Vielzahl von mythischen Elementen, die sich in sechs unterschiedliche Bereiche aufteilen lassen:

1. Ursprungsmythus: die Entwicklung der Erde, der geistigen Wesenheiten und des Menschen.

2. Unsterblichkeit des Geistes: die ewige und göttliche Natur des Geistes.

3. Mission, Zweck und Ordnung: die hierarchische Organisation des Universums und das Ziel seiner Wesen.

4. Homologie von Mikro- und Makrokosmos: syllogistische Metaphorik.

5. Karmagesetz und Wiedergeburt: moralisches Kausalitätsgesetz.

6. Die vier Wesensglieder des Menschen: vom Stofflichen zum Bewußtsein.

Steiners Welt ist eine bunte Kollage unterschiedlicher philosophischer und religiöser Traditionen, deren Ursprung für den Außenstehenden oft schwer zu rekonstruieren ist. Deutlicher werden die Einflüsse, wenn man Steiners Biographie betrachtet. In seiner philosophischen Ausbildung in der zweite Hälfte des neunzehnten Jahrhunderts wurde er stark durch den deutschen Idealismus und seine romantischen Strömungen geprägt. Dazu kamen seine gnostischen Überzeugungen, insbesondere sein Glauben an frühchristliche esoterische Offenbarungen. Steiners gibt an, seit seiner Kindheit persönliche »übersinnliche« Erfahrungen erlebt zu haben. Später absolvierte er eine esoterische Ausbildung innerhalb der theosophischen Gesellschaft[22] , welche ihrerseits starkt durch die indische und buddhisti-

---

[22] Die Theosophische Gesellschaft (T:G:) wurde 1875 in New York von Helena P. Blawaski und H.S. Olcott gegründet. Das Ziel der Gesellschaft war die „verstreuten Wahrheiten der Theosophie zu sammeln und sie durch Bildung einer universalen Bruderschaft der Menschheit, durch vergleichendes Studium von Religion, Philosophie und Naturwissenschaft im Leben zu verwirklichen. Die schon bald einsetzende starke Hinwendung von Buddhismus und Hinduismus (Sitz der T. G. ist seit 1882 Adyar bei Madras Indien) führte 1913 zur Abspaltung der Anthroposophie, da Rudolf Steiner, 1902-1913 Generalsekretär der dt.

sche Philosophie geprägt wurde. Zu Beginn der Rekonstruktion von Steiners Kosmologie möchte ich zunächst die äußeren Einflüsse auf sein Weltbild etwas ausführlicher beleuchten, um aus semiotischer Perspektive zu analysieren:

2.2.1. Äußere Einflüsse auf Steiners Weltbild

Ein wichtiges Anliegen von Steiner besteht darin, eine Verbindung zwischen Geist und Natur zu schaffen. Hierin ist er ein typisches Kind seiner Zeit, die dem Problem der radikalen Emanzipation des Geistes von der Natur gegenüberstand. Die Romantiker, die Naturphilosophen und Hegels System vom Weltgeist gaben jeweils unterschiedliche Antworten auf die Frage nach dem Verhältnis von Geist und Natur. Die romantische Position vertrat die Auffassung, daß Natur und Geist eine Einheit seien, die jedoch in verschiedenen Ausdrucksformen vorkomme. Novalis konnte deshalb sagen, das der „geheimnisvolle Weg" nach Innen gehe. Er meinte, daß der Mensch das gesamte Universum in sich trage und deshalb das Geheimnis der Welt am besten erleben könne, wenn er »in sich« geht. Schelling sah die Natur als eine kontinuierliche Entwicklung von den Steinen bis zum menschlichen Bewußtsein an und verwies dabei auf schrittweise Übergänge von der leblosen Natur zu komplizierten Lebensformen. Er sah auch in der Natur einen universellen Geist, der gleichfalls im Bewußtsein des Menschen zu finden sein. Deswegen stellten die Natur und das menschliche Bewußtsein letztendlich dasselbe dar. Die Naturphilosophie hebt die Trennung von Geist und Natur dadurch auf, daß sie „dem Geist die Erkenntnis seines Wesens in der Natur gewähre" (Schorsch 1991:344).

Die traditionell indische Philosophie betrachtet den Kosmos ebenfalls als eine Einheit von Geist und Natur. Hinter allen Dingen steht das »höchste Bewußtsein«. Aus diesem Bewußtsein (Brahaman) entsteht alles im Universum. So wird die Natur als eine Kombination von Stoff und unterschiedlichen Graden von Bewußtsein verstanden. Dieses Zusammenwirken von Stoff und Geist bringt verschiedene Lebensformen zum Ausdruck. Die Seele, als die Essenz (atman) der Persönlichkeit, wird dabei gleichsam als etwas »Materielles« verstanden. (Petzold 1986:56).

T. G. in Berlin, sich weigerte, eine Heilsbotschaft, die über das Christusereignis hinausgeht, anzunehmen und zu vertreten" (Meyers Grosses Taschenlexikon, Band 22, 1981: 75). Siehe dazu auch Steiners (1983: 309) Autobiographie.

Die Lehre von der Seelenwanderung ist ein integraler Bestandteil der indischen Psychologie. Die Existenz eines Lebewesens geht über seinen Tod hinaus. Der Mensch verfügt in seiner gegenwärtige Konstitution über ein Bewußtsein, das als weitgehend durch sein früheres Dasein bestimmt gesehen wird, aber keinesfalls einen fatalistischen bzw. deterministischen Charakter hat. Denn die Seele kann durch ihren eigenen Willen über die Wiedergeburten hinaus die Erlösung aus den Verstrickungen des weltlichen Leben finden:

> „Die Entwicklung des Menschen hängt vom Gesetz des Karma ab und der Vorstellung von der Seelenwanderung. Alles Leben hat eine ethische Basis. Die Lehre von der Erlösung (moksa) gilt als höchstes Ziel des Lebens" (Petzold 1986: 56).

In der indischen Psychologie besteht nach Petzold (1986) der höchste Bewußtseinszustand einer Person im »Zeugen – Bewußtsein«. In diesem Zustand erlebt der Mensch das Bewußtsein des »Befreitseins«, d.h. er erlebt »Uberbewußtheit« unabhängig von allen sinnlichen bzw. »weltlichen« Einflüssen. Es ist das Ziel aller alten mystischen Techniken Indiens, diese absolute Freiheit zu erlangen. Der freie Mensch kann in dieser Freiheit »objektiver Zeuge« seiner selbst und seiner Welt sein, ohne durch sie gefangen zu sein. Hierfür ist die Uberwindung des Materiellen, der »psycho-physischen Strukturen« notwendig, denn diese liegen im Gefängnis des Zeitlichen. Die »Innenschau« demgegenüber ermöglicht den Weg in die absoluten Befreiung über das Weltliche hinaus[23] . Steiners Lehre läßt sich als ein Versuch werten, die transzendentale Naturphilosophie der deutschen Romantik mit dem indischen Denken zu verbinden.

2.2.2. Semiotische Analyse von Steiners Kosmovision

Die anthroposophische Lehre wurde im vorangehenden Kapitel im Sinne von Geertz als ein religiöses System dargestellt, welches dem Menschen Sinn und Orientierung vermitteln kann. Steiners Symbolwelt besteht aus verschiedenen Elementen, die einen Bedeutungs-

---

[23] „Die traditionelle indische Philosophie strebte nicht die gedankliche Bewältigung der äußere Wirklichkeit an, sondern »den Weg den Innenschau [..] Die Menschen wandten ihre ganze Aufmerksamkeit nach der innen und versuchten durch »reines Denken« systematische Selbstanalyse, Atemzügelung und strenge psychologische Yogapraktiken einen Zustand schonungsloser Selbsterkenntnis zu erlangen und darin zu verharren" (Petzold 1986: 54).

rahmen für das gegenwärtige Erleben der Menschen liefern kann. Aus semiotischer Perspektive ist die Gegenwart an sich nur in der Räumlichkeit der Hier und Jetzt zu erfahren. Das Erleben vergegenwärtigt sich in der Sphäre Rekonstruktionen von Vorstellungen aus *Vergangenheit und Zukunft:* Den Erfahrungen der Gegenwart liegen aus semiotischer Sicht »hypothetische Konstrukte« der *zeichenvermittelten Repräsentanten und Interpretationen* von Welt zugrunde. Entsprechend sind Zukunft und Vergangenheit selbst Repräsentanzen und Interpretationen (also Zeichenprozesse) im Jetzt. Diese stellen an sich eine Sphäre von in sich abstrakten »Bedeutungswelten« dar, wie sie Oevermann (1995) in seinem „Modell der Struktur von Religiosität" beschreibt. Im Sinne von Peirce spannt sich hier die Wirklichkeit auf zwischen der unmittelbaren *Präsenz* des Zusammenhangs von Lebensmitte (Erstheit) und der *Präsens* der im Hier und Jetzt des Handlungs- und Wahrnehmungsfeldes gegenübertretenden Wirklichkeit. In diesem Zusammenhang wird die Wirklichkeit im Begriff der Zweitheit bzw. der Indexikalität gefaßt. Als »brute fact« wirkt die Realität auf die Lebensmitte ein, die in der Erstheit des *Ikons* als Qualität, als unmittelbare nicht reduzierbare Subjektivität schon immer vorauszusetzen ist.

Im Sinne von Peirce sind Erstheit und Zweitheit die Momente der Gegenwärtigkeit, des Zusammenhangs von Präsens und Präsenz. Erst durch die Vermittlung der Spannung dieser beiden Ebenen in der Drittheit entsteht im Handeln das Werden. Entsprechend sind Vergangenheit und Zukunft die Modi der Vermittlung. Sie sind *Zeichen* vermittelter, erinnerter und rekonstruierter Gegenwart von *einst:* "Die Zukunft wird aus der Rekonstruktion vergegenwärtigter Vergangenheit durch Verallgemeinerungen und hypothetische Konstruktionen gewonnen" (Oevermann 1995: 54).

Die Verallgemeinerungen und hypothetischen Konstrukte eines Systems bestimmen das Handeln und Fühlen ihrer gegenwärtigen Praxis. Im folgenden werde ich die Opposition von Erstheit (Gegenwart) und die auch im Hier und Jetzt erscheinende Zweitheit (die hypothetischen Konstrukte »Vergangenheit« und »Zukunft«) von Steiners Kosmovision als vermittelnde Glieder darstellen. Hierdurch wird die Sinnstruktur des anthroposophischen Systems deutlich werden.

2.2.3. Die »hypothetischen Konstrukte« der Anthroposophie

Die »hypothetischen Konstrukte« der Anthroposophie können in drei
Klassen von theoretischen Aspekten beschrieben werden, die Verallgemeinerungen darstellen, welche auf mythischen Ansätzen basieren:

a) Ursprung und Erlösungsweg des Menschen,

b) Karmagesetz und Wiedergeburt,

c) homologe Welten und syllogistische Logik.

a) Ursprung und Erlösungsweg des Menschen

Die anthroposophische Konstruktion der Vergangenheit und Zukunft
beruht auf einer mythologisch abgeleiteten Wirklichkeit. Die Anthroposophie stellt in dieser Hinsicht ein religiöses System dar, das
auf generalisierte Schöpfungs- und Erlösungsmythen gegründet ist.
Die Schöpfungs- und Erlösungsmythen erfüllen die Funktion, eine
Antwort zu geben auf die drei Fragen: »Wer bin ich? Woher komme
ich? Wohin gehe ich?« Hieraus entwickelt sich eine allgemeine
»Seinsordnung«, deren Sinnstruktur ich kurz herausarbeiten möchte:

1. Mit der Entstehung der geschlechtlichen Fortpflanzung vollzieht
   sich die Individuierung des Menschen, wodurch erst der bewußte
   Mensch entsteht. Das »Ich-Bewußtsein« erhebt ihn in der Hierarchie über die Tiere.

2. Nun kommen die Kräfte der Mondwesen und führen den Menschen nach dem Sinnlichen in Versuchung. Indem er nun seinem
   Begehren nachgibt, treten Krankheit, Leiden und Tod in sein Leben ein. Seine Leidenschaft wird zur Wurzelursache.

3. Als bewußtes Wesen kann der Mensch jedoch zwischen richtig und
   falsch unterscheiden. Er kann gut und böse erkennen, und entsprechend seine Handlungen ausrichten. Durch ethisches Handeln kann
   der Mensch sich über seine Triebe erheben und sich von der Wurzelursache befreien.

4. Der Weg zur Befreiung besteht darin, der »Seinsordnung« zu folgen und die »göttliche Natur« zu erkennen, das heißt seinen Geist
   in Verbindung mit dem ewigen Universalgeist zu sehen, welcher
   von der Natur des vergänglichen physischen Körpers befreit ist. Im

einzelnen erkennt der Mensch seine vier »Körper« in ihren materiellen (physische Körper) und geistigen (Äther, Astral und Ichleib) Aspekten. Hierdurch stellt der Mensch die Verbindung zwischen der ewigen Natur des Geistigen und des vergänglichen Physischen wieder her.

Im Sinne der Kategorien aus der Peirceschen Semiotik stellt sich die Drittheit, welche die dialektische Synthese der hypothetischen Welten und der unmittelbaren Realität im Vollzug einer Handlung bildet, folgendermaßen dar:

1. Die Ursache des menschlichen Leidens ist das sinnliche Begehren, das in seiner Unmittelbarkeit als »Erstheit« in das Leben eintritt.

2. Das Erkennen von Gute und Böse bietet dem Menschen die Möglichkeit »autonom« zu sein. Dies geschieht, indem die hypothetischen moralischen Welten in der »Zweiheit« der unmittelbaren Empfindungswelt gegenübertreten. Das abstrakte »Es sollte sein« tritt nun der »gegenwärtigen Begierde« gegenüber.

3. Die Erlösungsperspektive liegt in der Überwindung der Begierde zugunsten der Ewigkeit. Die Ewigkeit stellt eine abstrakte Kategorie dar, die als metaphysisches Bewußtsein, das alles in sich vereint, dem Zeitlichen entgegentritt. Als hypothetisches Konstrukt in der Zweiheit wird sie in der Drittheit zum handlungsleitenden Motiv. Sie wird zur Hoffnung, Schmerz und Leiden transzendieren zu können, indem Schmerz und Leiden den Sinn bekommen, ein höheres Bewußtsein erlangen zu können, das über das Sinnliche und Weltliche hinausgeht.

4. Indem Materie (der physische Leib) Geistiges (Ich) annimmt und das Geistige (Äther, Astral und Ichleib) einen materiellen Charakter bekommt als formende und gestaltende Kraft, wird die Verbindung von »Symbolischen« und »Realem« möglich. In einem dynamischen Prozeß werden die vier verschiedenen Leiber als symbolische Verkörperung und Träger von Information zwischen der »sinnlichen« und der »übersinnlichen Welt« konstruiert.

b) Karmagesetz und das Wiedergeburt

Das Karmagesetz stellt ein weiteres Element von Steiners »Seinsordnung« dar:

1. Das Karma entsteht mit der »Bewußtwerdung« des Menschen, welcher aufgrund seiner Begierden, sich in der Haftung an sein irdisches Daseins verfestigt.

2. Dieser Weg kann eine Verkörperung in »Leiden« oder »Krankheit« sein. Der physische Körper wird deswegen in der Anthroposophie als der Spiegel der Seele gesehen.

3. Der »irdische Mensch« ist dem Kausalitätsprinzip (Ursache-Wirkung) unterworfen. Jede Handlung wird zu einer Ursache, die eine Wirkung zur Folge hat und das weitere Schicksal lenkt. Die ethische Essenz der Taten, bzw. ihr moralischer und inhaltlicher Wert, bestimmen die nächste Wiedergeburt.

4. Steiners Ätherkörper dient als Informationsträger zwischen Leben und Tod und strukturiert den Aufbau des wiedergeborenen Organismus. Die physischen und psychischen Erfahrungen eines Menschen sind die Konsequenzen seines früheren Daseins. Entscheidend für seine zukünftige Wiedergeburt ist jedoch sein moralisches Handeln, das sich wieder in seiner körperlichen Struktur auswirkt.

5. Zwischen Leben und Tod verfügt der Mensch über ein »höheres Bewußtsein«, welches die allgemeine Seinsordnung schauen kann, und hieraus entscheidet er, wie es den negativen Auswirkungen der früheren Taten entgegenwirken kann, die ihn unvollkommen gemacht haben.

6. Die verschiedenen Verkörperungen oder Wiedergeburten sind nötig, um in der Evolution des Menschen ein höheres Stadium zu erreichen. Auf diese karmatische Kette ist der irdische Mensch angewiesen, bis er seine Vollkommenheit auf der Erde erreicht hat und in der Hierarchie zu den höheren Wesen aufsteigen kann.

Aus semiotischer Perspektive stellt sich das hypothetische Konstrukt des karmatischen Prozesses aus Steiners Kosmologie folgendermaßen dar:

1. Die Erstheit tritt als die unmittelbare »Kondition« (Physisches Leiden, Krankheit, etc.) in die Gegenwart eines Menschen als »brute fact« hinein.

2. In der Zweiheit bekommt das Sein in der Vergegenwärtigung einer hypothetischen Erklärung von Vergangenheit und Zukunft einen Sinn, das Leiden wird verständlich.

3. Gleichzeitig treten dem Menschen in der Zweiheit auch moralische Objekte (»gut« und »böse«) gegenüber. Im Konzept des Karmas werden moralische Kausalitäten konstruiert, die in der Drittheit die Umsetzung in einem ethischen Verhalten finden können.

4. Die Hoffnung auf die Erlösung im Aufsteigen der hypothetischen hierarchischen Ordnung durch das Ergreifen der moralischen Objekte (die in Zweiheit ebenso als hypothetische Konstrukte auftreten) verbindet sich in moralischen Handlungen im Hier und Jetzt in der Drittheit mit der Hoffnung auf ein besseres Werden. Die nächste Erstheit wird antizipiert im Vorvollzug des Karmas, und der Mensch erlebt sich im Hier und Jetzt als jemand, der aktiv sein Schicksal beeinflussen kann.

c) Homologe Welten und syllogistische Logik

Für das Verständnis des medizinischen Systems der Anthroposophie ist es wichtig, die Beziehung der verschiedenen Elemente der anthroposophischen Kosmologie zu beleuchten, weil hierdurch erst die Logik des »Heilens« deutlich wird. Es handelt sich hier um eine Logik der Metaphorik, deren Struktur ich anhand der Arbeiten von Bateson über den Syllogismus im „Modus Gras" erläutern möchten.

Die Syllogistik ist die Lehre von den gültigen logischen Schlüssen. Sie legt fest, welche Schlußfolgerungen und Kausalbeziehungen formallogisch erlaubt sind. Der Epistemologe Bateson (1993) unterscheidet jedoch zwei verschiedene Formen von »Wahrheiten«: Die »Wahrheit der Metaphorik« und die »Wahrheit der Mathematiker«. In der klassischen Logik sind mehrere Arten von Syllogismen benannt. Einer der bekanntesten ist der sogenannte „Modus Barbara":

> „Menschen sterben;
> Sokrates ist ein Mensch;
> Sokrates wird sterben"
> (Bateson 1993: 45).

Die Grundstruktur dieses Syllogismus beruht auf einer Klassifizierung: Das Prädikat »wird sterben« wird auf Sokrates bezogen, indem man ihn als ein Element einer Klasse »Mensch« identifiziert, deren Elemente dieses Prädikat zu eigen haben.

Die Logik der Metaphorik funktioniert anders, nämlich in der Logik des Syllogismus im „Modus Gras", wie Bateson dies scherzhaft nennt:

„Gras stirb;
Menschen sterben;
Menschen sind Gras"
(Bateson 1993: 45).

Diese Form wird von der klassischen Logik als »Affirmation der Konsequenz« bezeichnet und ausdrücklich mißbilligt. Nach Bateson ist eine grundsätzliche Bekämpfung aller Syllogismen des Modus Gras jedoch nicht sinnvoll, „weil diese Syllogismen der Stoff sind, aus dem die Naturgeschichte besteht" (Bateson 1993: 45), d. h., daß solche Regelmäßigkeiten existieren, für die die sich ständig wiederholende Anatomie der Organismen in der biologischen Evolution ausreichend Beispiele liefert, in denen der Zusammenhalt durch Homolo-gien dieser Art gegeben ist, so „daß biologische Daten durch Syllogismen des Modus Gras *Sinn* ergeben, d.h. miteinander verbunden sind" (S. 45). Poesie, Kunst, Träume, Humor und Religion haben nach Batesons Ansicht ebenfalls eine Vorliebe für Syllogismen des Modus Gras gemeinsam. Die Syllogismen im Modus Barbara liegen demgegenüber ausschließlich im Bereich der Sprache, wo man eindeutig Klassen identifizieren kann, „so daß Subjekte und Prädikate differenziert werden können. Aber außerhalb der Sprache gibt es keine benannten Klassen und keine Subjekt-Prädikat-Relationen. Daher müssen Syllogismen im Modus Gras in allen präverbalen Bereichen der beherrschende Modus sein, um einen Zusammenhang von Ideen zu vermitteln" (Bateson, 1993: 45f).

Nach Bateson (1993) ist die Homologie selbst ein wesentliches Organisationsprinzip biologischer Organismen. Diese brachten es in ihrer Evolution fertig, sich so zu organisieren, „daß es gemeinsame Prädikate von Pferd und Mensch gibt, die die Zoologen heute als Homologe bezeichnen. Es wird deutlich, daß Metaphorik nicht bloße Poesie ist. Sie ist nicht entweder gute oder schlechte Logik, sondern sie ist in der Tat die Logik, auf der die biologische Welt gebaut ist, das Hauptcharakteristikum und der organisierende Leim dieser Welt geistiger Prozesse" Bateson (1993: 50)[24] .

Die anthroposophische Literatur liefert zahlreiche Beispiele dieser Art. So sind Kosmos, Natur und Menschen vielfältig in der Logik homologer Metaphorik aufeinander bezogen. Die Darstellung der anthroposophischen Kosmologie enthält vielfältige Syllogismen im »Modus Gras«, den »Wahrheiten«: Körper, Ontogenese, Phylogenese, Erdentwicklung sowie Tierreich, Pflanzenreich und Mineralreich ähneln sich hier in ihrer Wesensnatur. Im folgenden möchte ich dies an zwei Beispielen aus der anthroposophischen Literatur zur Körperbetrachtung verdeutlichen:

„Die Muskulatur als Organ der Auswärts- und Erdzuwendung: (...) Hier kommt dem festen Aggregatzustand besondere Bedeutung zu, wenn man sich klarmacht, daß erst im Festen bestimmte, räumlich gestaltete und gelagerte Körperdinge und damit das, was wir "Naturreiche" nennen, möglich werden. Das Feste erweist sich im besonderen Sinne als "Element des Irdischen" [..]. Lebte das Menschenwesen ausließlich in diesen feineren Elementen [Licht, Luft und Flüssigkeit], so könnte es noch so viel personhafte Willensenergie besitzen, diese Energie erschöpfte sich doch ganz in den inneren Licht-, Luft-, Flüssigkeitsprozessen der Organe und müßte mangels eines festen Widerstandes ein pflanzenhaft-dumpfes Dasein führe. Es ist demnach von größter Wichtigkeit einzusehen: Erst wenn der Mensch seinen eigenen Körper mittels der festen Einlagerungen seiner Knochen bewegt, erst wenn er aufrecht auf festem Untergrund steht und mit der Hände feste Stoffe formt, betritt er ganz die Erde und erwacht willenshaft in seinem Erdenschicksal" (Hartmann 1943: 346f).

Erde und Bewegungsapparat (Muskel, Knochen) besitzen aus anthroposophischer Sicht die gleichen Qualitäten und sind deswegen verwandt. Festigkeit und Form sind die Eigen-schaten oder die Muster, welche - im Sinne von Bateson -verbinden.

---

24 Goethe beschreibt, wie Bateson schildert, in seinen Naturbetrachtungen dieses Verbindungsglied, welches die Natur und die Poesie verwandt macht (im Sinne von »Syllogismen Modus Gras«), „nun entdeckte Goethe, daß ein Blatt als das definiert ist, was an einem Stiel wächst und in der Achsel eine Knospe hat; was dann aus dieser Achsel (aus dieser Knospe) kommt, ist abermals ein Stiel. Die korrekten Beschreibungsmaßnahmen sind nicht Blatt und Stiel, sondern die Relation zwischen ihnen" (Bateson, 1993:45f).

Im zweiten Beispiel wird eine weitere anthroposophische Homologie dargestellt, die Beziehung zwischen dem Mensch, den Elementen, dem Tier-, Pflanzen und Mineralreich:

„Hinsichtlich des Menschen gilt dann Folgendes: Sofern er mittels des Kopfes Sinneseindrücke aufnimmt und verarbeitet, lebt er im Element des "Lichtes", also in einem ganz Unmateriellen und Rein-Dynamischen. Soferne er fühlend atmet, lebt er vorwiegend in den elastischen Spannungsgegensätzen der Luft. Soferne er verdaut und ausscheidet, lebt er im Flüssigen chemischer Stoffumsetzungen [siehe Abb. 1].
Licht, Luft und Flüssigkeit sind jedoch Weltenzustände gleichsam vorirdischer Beschaffenheit [..], aus denen sich die gegenwärtigen Naturreiche in einer Art »Kondensations- und Kristallisationsvorgang« verdichteten [Festes]" (Hartmann 1943: 347).

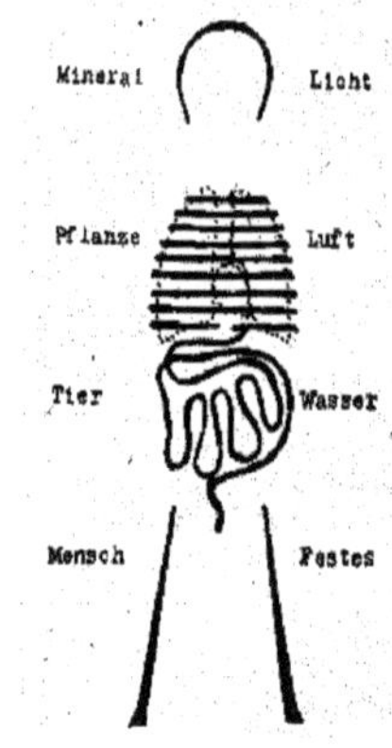

Abb.1: Homologe Welten

Entsprechend einfach stellt sich die anthroposophische Welt dar:

1. Mineral entspricht (ist) Kopf und Licht.
2. Pflanze entspricht (ist) Atmungsapparat und Luft.
3. Tier entspricht (ist) Verdauungsapparat und Wasser.
4. Mensch entspricht (ist) Bewegungsapparat und Erde.

2.3. Zusammenfassung

In der abstrakten semiotischen Rekonstruktion sind Steiners Glaubenssätze *zeichenvermittelte Repräsentanzen und Interpretationen* von Welt, die als Verallgemeinerungen und hypothetische Konstruktionen bestimmende Elemente des Handelns und Fühlen der anthroposophischen Praxis darstellen. Diese Konstrukte, die *Vergangenheit und Zukunft* in der Erlebenswelt eines Individuums vergegenwärtigen, bauen eine Bedeutungswelt auf, in der die anthroposophische Medizin eingebettet ist.

3. Anthroposophische Medizin

Die anthroposophische Medizin versteht sich in ihrem Selbstbild
nicht als eine alternative, konträr zur Schulmedizin stehende Medizin.
Stattdessen sieht sie sich als die eigentliche Medizin der Zukunft, in
der die Naturwissenschaft durch die »Geisteswissenschaft« erweitert
wird:

> „Anthroposophie ist Geisteswissenschaft. [..] Rudolf Steiner verbin-
> det die Naturwissenschaft und die Geisteswissenschaft. Die durch
> Anthroposophie erweiterte Medizin ist dadurch keine alternative Me-
> dizin, sondern der Keim einer notwendigen zukünftigen Medizin“
> (Goyert 1993: 22).

Die »Geisteswissenschaft« steht nach Steiners Lehre grundsätzlich
nicht im Widerspruch zu der naturwissenschaftlichen Denkweise.
Steiner hält jedoch die naturwissenschaftliche Methode für unvollständig, weil diese nur auf den sinnlichen Eindrücken und Erfahrungen basiere. In seiner Lehre versucht er die Naturwissenschaft über
das Sinnliche hinaus zu erweitern. Dies geschieht mittels der »höheren Erkenntnisse«. Medizin ist für Steiner nicht nur eine Naturwissenschaft, sondern eine Kunstlehre, in der die »materiellen« wissenschaftlichen Erkenntnisse und die »höheren Einsichten« der »Geistigen Welt« miteinander verbunden werden:

> „Alle Ergebnisse der gegenwärtig anerkannten Naturwissenschaft
> sind im Grunde aus den Eindrücken der menschlichen Sinne gewon-
> nen. [..] Das Denken kombiniert, analysiert usw. die Sinneseindrük-
> ke, um zu Gesetzen (Naturgesetze) zu gelangen; aber es muß sich der
> Erforscher der Sinneswelt sagen: Dieses Denken, das da aus mir her-
> vorquillt, fügt etwas Wirkliches zu dem Wirklichen der Sinneswelt
> nicht hinzu. Das aber wird sogleich anders, wenn man nicht bei dem
> Denken stehen bleibt“ (Steiner 1991: 8).

3.1. Anthroposophische Konzepte von Krankheit und Gesundheit

Aus der Perspektive von Steiners »Geisteswissenschaft« ergeben sich
einige aus naturwissenschaftlicher Sicht ungewöhnliche Vorstellungen über Krankheits- und Gesundheitsursachen (Äthiologie). Aus
anthroposophischer Sicht wirken die übersinnlichen Körper bei der

Entstehung von Krankheiten. Ebenso spielt das Karmagesetz eine wichtige Rolle. Die »geistigen« Körper des Menschen sind die Verbindung zwischen dem früheren und dem zukünftigen Leben. Steiner »erforschte« mittels seiner übersinnlichen Wahrnehmung den »spirituell zu begreifenden« Zusammenhang zwischen dem individuellen Karma des Menschen und seiner Krankheits-Gesundheits-Dynamik:

> „Und wir werden jetzt verstehen, wie hinüberwirken können unsere Taten aus einem Leben in unseren Gesundheitszustand in dem nächsten Leben und wie wir in unserem Gesundheitszustande vielfach eine karmische Wirkung unserer Taten aus einem vorhergehenden Leben zu suchen haben" (Steiner 1975a: 68).

Das anthroposophische Krankheitskonzept läßt sich durch drei Elemente charakterisieren:

a. Die Krankheit als Heilsweg der Seele

b. Bipolare Balance

c. Karma als Ursache von Krankheit

3.1.1. Die Krankheit als Heilsweg der Seele

Die anthroposophische Medizin betont immer wieder, wie wichtig es sei, den Menschen in seiner Ganzheit zu betrachten. Ganzheit heißt im anthroposophischen Weltbild, die vier Wesenheiten bzw. Körper zu erkennen und durch das Ich-Erleben mit Gott zu verbinden. Für die medizinische Praxis bedeutet dies, daß die äußerliche Diagnose vervollständigt werden muß durch eine Dimension, in der auch soziale und religiöse Elemente selbstverständlich sind. *Auf diese Weise soll sich die Medizin zu einer künstlerischen Tätigkeit verwandeln*:

> „Diese spirituelle Erkenntnis, die hier gesucht wird, soll den ganzen Menschen ergreifen und aus dem ganzen Menschen kommen, nicht aus einer einzelnen menschlichen Fähigkeit. Deshalb ist es so mit dieser Erkenntnis, daß sie alle Gebiete des theoretischen wie des praktischen Lebens einmünden lassen will in das spirituelle Leben, so daß dadurch erst ein Vollmenschliches, ein Universell-Menschliches erreicht werden soll. [..] Und ein Künstlerisches wird hier angestrebt, das ebenso in spiritueller Art aus der Gesamtnatur des Menschen hervorgeht wie das, was hier als Erkenntnis angestrebt

wird. [..] Ebenso möchte man auf spirituelle Art hier eine Erkenntnis gewinnen, welche das Künstlerische ins Geistige hineinzuführen in der Lage ist. [..] Und ein religiöses, ein soziales Element soll hier gepflegt werden so, daß sich das Religiöse und das Soziale wie etwas Selbstverständliches aus der errungenen spirituellen Erkenntnis ergeben" (Steiner 1991: 14).

Der »hellsehende« Heiler kann eine Diagnose erstellen, in der er feststellen kann, welche Körper (von Steiners »Leiben«) neben dem physischen Körper, an dem krankhaften Prozeß beteiligt sind:

> „wenn es sich um Erkrankungen des Menschen handelt, Unregelmäßigkeiten bemerken, nicht nur in den physischen Leibern des Menschen, sondern auch in den höheren Wesengliedern des Menschen, im Ätherleibe und im astralische Leibe. Und der hellseherische Forscher wird bei einem Krankheitsfall immer im Betracht ziehen müssen, welches in dem betreffenden Falle der Anteil sein kann des physischen Leibes auf der einen Seite und des Ätherleibes und des astralischen Leibes auf der anderen Seite; denn alle drei Wesenglieder des Menschen können an der Erkrankung beteiligt sein" (Steiner 1975a: 60).

Aus anthroposophischer Sicht hat das Erkranken eines Menschen einen höheren Sinn, nämlich das »karmisches Ziel«, welches darin besteht, daß der Mensch seine »vollkommenen Kräfte« ereicht, das heißt sein seelisches Gleichgewicht wiederherstellt.

3.1.2. Karma als Ursache der Krankheit

Die eigentliche Ursache von Krankheit ist in der Anthroposophie mythisch begründet. Sie besteht in der »Urschuld«. Als Konsequenz des »Ich – Bewußtseins« und der geschlechtlichen Fortpflanzung wird der Mensch sterblich (siehe auch Kapitel IV): Krankheit und Tod befallen ihm. Der Mensch kann nun nicht mehr im „Schoße der Gottheit"[25] ruhen:

> „Damals [als der Mensch im Schoße der Gottheit ruhte] gab es noch keine ungesunden Kräfte, da gab es noch nicht Krankheit, nicht einmal Tod in unserer heutigen Auffassung. Erst als dem Menschen mit

---

[25] Steiner (1960a: 39).

der geschlechtlichen Fortpflanzung sein Ich ausgeliefert wurde, da
erst zogen Krankheit und Tod in die Menschheit ein" (Steiner 1960a:
40).

Für Steiner besteht keine strenge karmische Determination, der der
Mensch ausgeliefert wäre. Die karmatisch bedingten Ursache-
Wirkungs-Zusammenhange sieht Steiner als eine Gesetzmäßigkeit,
die der Mensch spirituell erfassen kann. Deshalb sei er in der Lage,
sein Karma zu beeinflussen. Dies ist entscheidend für das Verständnis von Heilung in der Anthroposophie. Es muß nicht immer zur physischen Heilung kommen, sondern der Tod ist auch akzeptiert, denn
die Krankheit sei eingetreten, um den Menschen spirituell vollkom-
mener zu machen, gegebenenfalls im nächsten Leben. Entsprechend
soll der Patient an seiner Heilung arbeiten, und zwar nicht nur auf der
physischen Ebene, sondern auch auf die spirituelle Heilung hin, falls
die physische Heilung gelingt:

> „Nötig haben wir, daß wir einen Gesichtspunkt finden, daß uns die
> Unheilbarkeit einer Krankheit nicht niederdrückt, als ob die Welt nur
> das Unvollkommene, das Schlimmere und Schlechte hätte. Karmi-
> sches Verständnis lähmt nicht unsere Tatkraft in bezug auf das Hei-
> len" (Steiner 1975b: 91).

Beide Möglichkeiten des Krankheitsausgangs, die physische Heilung
oder das Eintreten des Todes, sollen mit Hingabe angenommen werden. Karmisches Verständnis bringe den Menschen in Harmonie mit
seinem schwersten Schicksal und ließe ihn sich mit dem Leben tief
versöhnen:

> „Wenn wir die Sache so betrachten, werden wir uns sagen müssen:
> Es erscheint durchaus im Karma begründet, daß die eine Krankheit
> ausgeht mit der Heilung, die andere mit dem Tod. Wenn wir so die
> Krankheiten ansehen, werden wir von einem höheren Gesichtspunkt
> aus durch Karma eine Art Versöhnung, eine tiefe Versöhnung mit
> dem Leben gewinnen; denn wir werden wissen, daß es in den Ge-
> setzmäßigkeiten von Karma liegt, daß, selbst wenn eine Krankheit
> mit dem Tode ausgeht, der Mensch gefordert wird, daß selbst in ei-
> nem solchen Falle die Krankheit das Ziel hat, den Menschen höher
> zu bringen" (Steiner 1975b: 90).

3.1.3. Bipolare Balance

In der anthroposophischen Medizin existieren zwei Krankheitstendenzen, der Entzündungspol und der Geschwulstpol. Diese halten den Organismus in einem ständigen dynamischen Prozeß im Gleichgewicht. Symptome des Organismus, die als krankhaft empfunden werden, stellen oftmals einen Ausgleich zu der anderen Krankheitstendenz dar und sind aus dieser Perspektive eigentlich als eine Form der Heilung zu betrachten:

> „Dieses Konzept der Krankheit schließt die gegensätzlichen Tendenzen der Krankheiten ein, was besagt, daß die eine Tendenz die andere aufheben kann. Diese Schlußfolgerung ist von größter praktischer Wichtigkeit, da sie bedeutet, daß eine von uns als Krankheit empfundene Äußerung des Organismus zugleich ein Versuch sein kann, eine gegenteilige Entwicklung aufzuheben" (Wolff 1988: 180f.).

Aus dieser Perspektive ist die Krankheit nicht primär negativ zu sehen. Krankhafte Zustände, wie z. B. Fieber, generell zu bekämpfen, ist aus anthroposophischer Sicht schädlich, da angenommen wird, daß hierdurch die gegenteilige Tendenz des Organismus gefördert würde und im Falle der Fieberbekämpfung sogar zur Geschwulstbildung führen könne.

> „Krankheit ist somit nichts primär Negatives, das es nur zu bekämpfen oder auszurotten gilt. Dieses Vorgehen müßte notwendigerweise eine Verschiebung im menschlichen Organismus bewirken, die ihrerseits andere Krankheiten hervorruft. Die Beherrschung bzw. grundsätzlichen Dämpfung aller fieberhaften Krankheiten muß notwendigerweise die Zunahme der anderen Krankheitstendenz, die der Ablagerung und Geschwulstbildung zur Folge haben" (Wolff 1988: 181).

Der Mensch kann der Krankheit nicht entkommen, denn nur durch die Krankheit selbst ist der Organismus fähig, sich gegenüber den äußeren Einflüssen zu behaupten:

> „Es gibt keine Möglichkeit, der Krankheit zu entkommen, wenn man die Gesundheit haben will. Jede Möglichkeit, sich gegen die äußeren Einflüsse stark zu machen, beruht auf der Möglichkeit, Krankheit zu haben, krank zu sein. So ist die Krankheit die Bedingung der Gesundheit" (Wolff 1988: 181).

3.1.4. Zusammenfassung

Zusammenfassend läßt sich über die medizinische Auffassung der Anthroposophen sagen: Das Konzept von Gesundheit leitet sich konsequent aus der Geisteswissenschaft Steiners ab. Es werden die Interaktionen der vier Körper und Kräfte, die Balance der Elemente und die karmische Dimension betrachtet, um die Krankheit erklären zu können. Der Mensch wird in diesem Kontext als eine Gesamtheit gesehen, die in Interaktion mit der sinnlichen und übersinnlichen Welt steht.

3.2. Semiotische Analyse von Steiners medizinischem Weltbild

Die anthroposophische Medizin stellt eine folgerichtige Abbildung der anthroposophischen Kosmologie dar. Sie formuliert gegenüber der Naturwissenschaft ein alternatives Modell von Gesundheit-Krankheit, diagnostischer Methode, Heilmittellehre und Therapie (die letzten zwei Aspekte werden im nächsten Kapitel am Beispiel von Krebs ausführlicher behandelt).

Es folgt der Versuch einer semiotischen Interpretation von Steiners Modell von Krankheit und Gesundheit. Dabei analysiere ich die Sinnstruktur der drei Elemente »Heilsweg der Seele«, »Karma« als Ursache von Krankheit und »bipolare Balance«.

3.2.1. Die Krankheit als Heilsweg der Seele

In diesem Aspekt von Steiners Lehre wird die Krankheit in einen gemeinsamen Kontext von mythologischer, psycho-physiologischer Welt und religiösem Erleben gestellt:

1. In dem unmittelbaren Leben tritt die Krankheit auf in der Präsens des kranken Erlebens. Gleichzeitig ist sie präsent im Bewußtsein als einem Symptom (Zeichen), das eine Bedeutung bekommt. Im anthroposophischen Weltbild heißt das, daß die Krankheit (das Zeichen) den Sinn bekommt, eine »sinnvolle Last« zu sein, die dem Patienten gleichzeitig ein transzendentes Ziel im Leben aufzeigt.

2. Der Mensch kann auf der Handlungsebene diesen Sinn überprüfen, indem er die Brauchbarkeit der gegebenen Deutung durch einen aktive Umgang mit dem gedeuteten Symptom verifiziert.

3. Die Signifikanz der verschiedenen Reaktionen zeigt sich im Erleben, z. B. in einer bestimmten Stimmung, in der gelebten Hoffnung auf Heilung bzw. in einer positiven Einstellung zur Krankheit. Die Krankheit kann als eine »Chance« betrachtet werden und dem Patient kann es leichter fallen, positive Schritte zu seiner Heilung zu unternehmen.

3.2.2. Das Karmagesetz und die Wiedergeburt

Das Karmagesetz, welches die Krankheit als einen notwendigen Bestandteil der "irdischen Existenz" eines Menschen beobachtet, hat einen normativen Charakter und wirkt deswegen sozial. Wenn ethisches Verhalten eine konkrete Auswirkung auf physisches und psychisches Leiden hat, dann wird moralisches Tun zu einen Hoffnungsträger für die eigene Zukunftsgestaltung. Nach der anthroposophischen Mythologie kann nur der bewußte Mensch erkranken, weil nur er die Unterscheidung zwischen »Gut und Böse« treffen kann. Das krankhafte und todbringende Karma konnte erst mit dieser Unterscheidung beginnen. Sich von dem Karma zu befreien, ist nun der Sinn der Krankheit:

1. In der Konstruktion des Karmagesetzes bekommt das Zeichen, »die Krankheit«, eine richtungsweisende Bedeutung. In der hypothetischen Konstruktion des Karmagesetzes können in dem kranken Menschen verschiedene Reaktionen (Gefühle, Gedanken) ausgelöst werden, die Handlungsperspektiven eröffnen[26].

2. Die Krankheit kann als eine logische Konsequenz des Karmas angenommen werden, und der Mensch kann sich mit seinem Schicksal abfinden. Der Mensch kann nun zu seiner Heilung beitragen, indem das moralische Verhalten geändert werden kann. Auch im Falle einer tödlichen Krankheit können »gute« Handlungen für das nächste Leben angesammelt werden.

---

[26] Die Krankheit wäre »das Zeichen«, der »Interpret« ist durch das Konstrukt des Karmagesetz gedeutet, und der Patient ist der »Interpretant«. Der »Interpret« kann Verschiedenes sein und Reaktionen, Handlungen oder Gefühle, die anhand dieser Deutung in dem Interpretanten auslösen.

3. Hierbei muß nicht unbedingt eine konkrete Handlung vollzogen
   werden, sondern eine Stimmungsänderung als veränderte Sinnper-
   spektive kann schon die Qualität des augenblicklichen Lebens än-
   dern.

3.3.3. Bipolare Balance

Im anthroposophischen Weltbild existiert die Trennung von Geisti-
gem und Materiellem nicht. Unter dem weiteren Axiom, daß das Geistige ewige Natur habe und alle lebende Wesen in sich diese geistige
Natur besitzen, sind alle lebenden Formen ihrer Wesensnatur nach
miteinander verwandt. Entsprechend besteht der Mensch in der Anthroposophie aus vier »Leiben« (Siehe Kapitel IV), in denen Geistiges und Materielles sich wechselseitig bedingen.

Diese Art der Auflösung der *Dualität von Geist-Materie bzw. Seele-
Körper bringt die Möglichkeit einer bidirektionalen Dynamik von
Geistig-Seelischem zu Physischem mit sich und umgekehrt.* Der Pro-
zeß der Beeinflussung kann in beiden Richtungen ablaufen. Dieses
Weltbild ermöglicht der Anthroposophie ein breiteres Spektrum von
Therapien. Zum Beispiel kann die »Seele« durch äußere Wahrneh-
mung beeinflußt werden (bestimmte Farben, Formen oder Töne).
Ebenso kann das Physische durch das Geistige beeinflußt werden. In
der Anthroposophie sind die verschiedenen Körper in einer ständigen
Dynamik, welche die zwei sichtbaren »Pole der Krankheit« in Balance hält, indem der Organismus die eine Tendenz auftreten läßt, wenn
die andere die Vorherrschaft übernommen hat:

1. Seelisches bzw. Geistiges wird repräsentiert als Leib. Der Begriff
   Leib impliziert semantisch die Klasse des Physischen, was wie-
   derum einer Verdinglichung des Seelischen entspricht. In der
   Erstheit sind Physisches (das Objektive) und das Seelische (das
   Subjektive) kategorial getrennt.

2. In der Zweiheit fallen sie in Steiners Weltbild zusammen. Als
   Leiber fallen sie kategorial zusammen. Sie werden zu repräsentierenden Objekten, die sich wechselseitig bedingen können.

3. Entsprechend können in der Therapie repräsentierte Objekte als
   Symbole manipuliert werden (Drittheit).

4. In der Konstruktion einer Polarität von zwei Krankheitstendenzen (Entzündungs- und Geschwulstpol), bekommt der Patient eine Landkarte, die ihm einerseits eine therapeutische Orientierung gibt, in welcher Richtung er zu handeln hat, andererseits seine Krankheit als normalen Vorgang erleben läßt, mit der Funktion, die geistige Balance wiederherzustellen (Krankheit ist gesund).

3.4. Zusammenfassung

Im anthroposophischen medizinischen Systems werden die Beziehung zwischen Geist, Körper und Seele sowie die Konzepte von Gesundheit und Krankheit durch Steiners mythische und mystische Welt determiniert. Die Sinnstruktur dieser Elemente läßt sich folgendermaßen zusammenfassen:

Das Seelische und das Geistige des »irdischen« Menschen hat drei Dimensionen:

1. Sie sind nun vermaterialisiert (durch ihren Einfluß auf den physischen Körper), womit sie eine Räumlichkeit und sinnliche Wahrnehmbarkeit erhalten.

2. Sie haben eine zeitliche Dimension gewonnen. Dadurch werden für sie Vergangenheit und Zukunft therapeutisch zugänglich.

3. Sie gewinnen eine sozial-ethische Dimension, in der sie mit allen anderen »Wesen« in verwandtschaftlicher Beziehung stehen und agieren können.

Eine Krankheit ist dabei das Ergebnis des Zusammenspiel zwischen moralischen Kausalitäten und einer mythischen Evolution im Sinne von Steiners Kosmovision. Die Therapie verlangt entsprechend eine ethische Transformation des Menschens, damit eine seelische und /oder physische Heilung erlangt werden kann.

4. Krebs und Misteltherapie in der Anthroposophie

Um die Frage beantworten zu können, warum aus anthroposophischer Sicht die Mistel für die Krebstherapie geeignet ist, müssen zunächst das »Wesensbild« von Krebs aus anthroposophischer Sicht (4.1.1) sowie die mythischen Charakteristika der Mistel (4.1.2) beschrieben werden. Erst dann wird der Einsatz der Mistel in der Krebstherapie (4.1.3) verständlich. Anschließen möchte ich kurz mit dem integralen Heilen (4.1.4) abschließen.

4.1. Anthroposophisches Verständnis der Krebstherapie

4.1.1. Das »Wesensbild« von Krebs aus anthroposophischer Sicht

Krebs ist in ein Geflecht von Interaktionen und Bedeutungen der anthroposophischen Kosmologie eingebettet. Im folgenden werde ich ausführlicher auf die Krebsäthiologie, die Rolle der vier Elemente und der Lebensrhythmen eingehen:

a. Krebsäthiologie

Steiners Krebsäthiologie geht auf die Fehlbalance der Interaktion von »Kräften« innerhalb des »Menschenwesen« zurück. Beim Krebs gewinnen aus anthroposophischer Sicht die »physischen Kräfte« (Wachstumskräfte) über die »Ätherkräfte« (Formkraft) überhand. Eine gesunde Interaktion dieser Kräfte verlangt eine gegenteilige Dynamik: Die physischen Kräfte sollten den Ätherkräften untergeordnet sein, erst hierdurch wäre ein gesunder Ausgleich der Kräfte möglich:

„Das Karzinom zeigt ja ohne weiteres, wenn es nur sachgemäß beobachtet wird, daß es trotz seiner mannigfaltigen Formen doch darstellt eine Revolution gewisser physischer Kräfte gegen die Kräfte des Ätherleibes. An der Wirkung, die man zum Beispiel sehr charakteristisch sehen kann an den inneren Karzinombildungen, wo Verhornungen eintreten, die mehr im Hintergrunde bleiben, aber in der Tendenz doch vorhanden sind auch bei den mehr an der Oberfläche gelegenen Karzinombildungen. An ihr ist zu sehen, wie die physische Bildung eben übergreift über jene ätherische Bildung, die an diesem betreffenden Orten sein sollte" (Steiner 1976b: 248).

Synonym zu den beiden Kräften sind die beiden Krankheitstendenzen: »Entzündungs- und Geschwulstbildung«:

„Studiert man daher diese beide Dinge richtig, so kommt man zuletzt zu der Anschauung, die auch nun fast mit Händen zu greifen ist, daß Entzündungen und Geschwürbildungen den vollen Gegenpol darstellen gegen die Geschwulstbildungen. Richtig polarische Gegensätze sind diese zwei Dinge" (Steiner 1976b: 249).

Das Karzinom wird als ein »übermäßig unkoordiniertes Wachstums« charakterisiert:

"Das Charakteristikum des Karzinoms ist ein übermäßiges, *unkoordiniertes Wachstum*, das seinem Wesen nach weder gut noch böse ist. Die Beziehung "bösartig" oder "gutartig" hängt von der Wirkung auf den Organismus ab" (Wolff 1985:56).

Die Anthroposophen gehen davon aus, daß die Gestaltung eines Organismus von einem »übergeordneten Prinzip« geleitet werden muß, welches das Wachstumspotential der Zellen strukturiert, d.h. differenziert und begrenzt:

„Um eine Gestalt, einen Organismus zu bilden, muß ein übergeordnetes Prinzip vorhanden sein, das dieses Wachstumspotential, das im Zellprinzip verankert ist, lenkt, d.h. auch differenziert und begrenzt" (Wolff 1985:56).

In der Anthroposophie wird diese übergeordnete Kraft »Lebensprinzip« oder »Ätherleib« genannt. Sie ist für die Bildung der »Ganzheit« des Organismus verantwortlich. Der Ätherleib unterliegt seinerseits dem »Ichleib«, welcher auch als »Selbst« bezeichnet wird. In der Organisation der untergeordneten Körper drückt sich das Selbst aus. Die Bildung des Karzinoms beruht auf dem fehlenden Eingriff der beiden übergeordneten Leiber. Ein Karzinom gewinnt Autonomie und führt sein Eigenleben:

„Das Karzinom wird offensichtlich von diesem übergeordneten Lebensprinzip [Ätherleib] und Selbst [Ich] nicht ergriffen. Deshalb kann es ein Eigenleben entfalten, das sich gegen den Organismus wendet. Es ist ein lebendiger Fremdkörper, der als echter Parasit auf Kosten des Wirtes ein Eigenleben entfaltet. Ausdruck davon ist das

Wachstum des Tumors bei gleichzeitiger Gewichtsabnahme des Organismus" (Wolff 1985:58).

Der menschliche Organismus wird als »Ganzheit« verstanden, über die die höheren Organisationsprinzipien (Körper) herrschen. Entsprechend sollte die Ursache der Krankheit in diesem »umfassenden Wesen« gesucht werden, nicht jedoch in den einzelnen Bestandteilen:

> „Erkennt man den Organismus als Ganzheit an, die ein übergeordnetes Prinzip darstellt, das nicht die Summe seiner Teile, sondern ein eigenständiges, diese umfassendes Wesen ist, dann wird man in diesem die Ursache für das scheinbare »Selbständigwerden« des »Zell-Materials« suchen müssen" (Wolff 1985: 57).

Aus dem genannten Grunde wird in der Anthroposophie Krebs als ein »Symptom« und nicht als eine Krankheit betrachtet. Die Maßnahmen, die auf die direkte Zerstörung des Karzinoms gerichtet sind, reichen aus anthroposophischer Sicht nicht aus, da sie nur das Symptom behandeln, nicht jedoch die Funktionsstörung in den höheren geistigen »Leibern«.

b. Krebs und die Elemente ihre Einfluß auf den menschlichen Organismus ausüben

Auch die Elemente »Erde«, »Wasser«, »Luft«, »Feuer« und das »Licht« spielen im anthroposophischen Krankheitskonzept eine wichtige Rolle. Sie sind die Verkörperung von »Wesenheiten«, die deren Kräfte in Elementen manifestieren und so aus der »übersinnlichen Welt«, besonders wichtig. Die Erde entspricht in der Anthroposophie dem Physischen, und das Licht findet seine Repräsentation im 'Ätherischen.

Das Werden eines Organismus richtet sich nach einem »Wachtumsprinzip« aus dem Inneren der Zellen und einem »Formprinzip«, das von außen einwirkt. Dieses Wechselspiel entspricht in der Anthroposophie dem Zusammenspiel von Erde und Kosmos. Wachstum ist begrifflich mit dem »Erdelement« verbunden und Formgebung bzw. Gestaltung mit »Licht« und »Kosmos«:

> „Verfolgt man die Herkunft dieser gegensätzlichen Kräfte, so sind es Erde und Kosmos, deren Zusammenwirken die lebendige Substanz bilden. Dabei ist das Zellprinzip im Sinne von Zellteilung und zu-

nächst indifferenziertem Wachstum an die Kräfte der Erde gebunden, dagegen das formende und gestaltend wirkende Prinzip an die Kräfte des Lichtes bzw. umfassender gesagt an die Kräfte des Kosmos" (Wolff 1985: 58).

Aus anthroposophischer Sicht besitzt das Licht »Formkraft«, und so wird angenommen, daß es sich bei Krebs um eine »Lichtverwertungsstörung« handelt. Entsprechend ist das Karzinomgewebe seiner Wesenheit nach »dunkel«. Der Lebensprozeß wird demgegenüber als »metamorphosiertes« Licht gesehen. Der *Ätherleib* wird in der Anthroposophie als der »Architekt« des Organismus gesehen und von Steiner als Lichtleib bezeichnet.

Bestimmte mineralische Elemente, wie z. B. Eisen und Magnesium, haben in der anthroposophischen Heilmittellehre einen Lichtcharakter. Dieser wird in syllogistischer Weise abgeleitet aus ihrem Vorkommen in biochemischen Stoffwechselketten. Wolff (1985) sieht beispielsweise die Anwesenheit von Chlorophyll in den dunklen Wurzeln einer Pflanze als Beweis für die Leuchtkraft des Magnesiums an, welches ein wichtiges Bestandteil des Chlorophylls ist:

„Da es in dieser Stelle (wo die Senker sind) natürlich vollständig finster ist, kann dieses Chlorophyll keiner Photosynthese dienen. Seine Anwesenheit ist dort "zwecklos" und nur so zu verstehen, daß die ganze Pflanze innerlich durchleuchtet ist. Hierfür spricht dafür, daß sie sich aus dem Wirt mit Magnesium anreichert. Magnesium ist aber ein Metall, das ganz von Licht durchdrungen ist. Es vermag Licht in sich zu speichern, was man beim Entzünden dieser Substanz sichtbar machen kann" (Wolff 1985: 55).

Wolff (1985) weist dem Magnesium und dem Eisen eine wichtige Rolle für die Krebsbehandlung zu. Aus anthroposophischer Sicht ist die Funktion der Leber bei Krebs gestört. Magnesium könne hier eingreifen, „wenn es auf den aufbauenden Stoffwechsel der Leber gelenkt wird, da die Bildung der lebendigen Substanz eine Hauptaufgabe der Leber ist" Wolff (1985: 62). Ebenso wird Eisen, insbesondere »in pflanzlicher Form« eine Lichtkomponente zugesprochen und wird entsprechend von der Anthroposophie in der Krebstherapie eingesetzt.

c. Krebs und die Lebensrhythmen

Ein weiteres Element zum Verständnis der anthroposophischen Therapie sind die »Rhythmen«, aus denen die übersinnlichen und sinnlichen Gesetzmäßigkeiten der »kosmischen« Seinsordnung abgeleitet werden. Eine wichtige Rolle für die Heilung spielen die sogenannten »Krebs- und Erdrhythmen«. Aus anthroposophischer Sicht entwickelt der Krebs einen Eigenrhythmus, bzw. einen »chaotischen Rhythmus«, der den Rhythmus des Gesamtorganismus mißachtet und in Disharmonie bringt. Im »Krebsrhythmus« erkennen die Anthroposophen den »Erdrhythmus« wieder. Der menschliche Organismus fällt im Krebs auf den Erdenrhythmus zurück, von dem er sich früher einmal emanzipiert hatte:

> „Die Krebsgeschwulst selbst entzieht sich der Wahrnehmung des Patienten zu Anfang ebenso wie der Einordnung in die rhythmische Funktionsordnung des Gesamtorganismus und entwickelt in seinen inneren Lebens- und Absterbeprozessen chaotische unrhythmische Schwankungen oder einsinnige Rhythmen, die dann teilweise ein Mitschwingen mit äußeren, makrokosmischen Rhythmen erkennen lassen, von denen der menschliche Organismus sich eigentlich emanzipiert hat. So liegt z. B. die Häufigkeit des Neuauftretens von Metastasen beim Mamma-Karzinom im Frühjahr deutlich höher als zu den übrigen Jahreszeiten" (Simon 1993: 164).

4.1.2. Mythische Charakteristik der Mistel

Die Auswahl der Mistel als Heilmittel für die Krebsbehandlung wird in der Anthroposophie einerseits mythologisch, andererseits durch ihre »besondere« Beziehung zu den Elementen begründet:

a.) Entstehungsmythos der Mistel

In Steiners Mythologie wird über die Entstehung der Erde gesagt, daß im dritten Zeitalter der sogenannte »alte Mond« aus der heutige Erde entstanden ist, als diese sich von der Sonne trennte. Die Sonne nahm die höher entwickelten Wesenheiten mit sich, während die niederen Wesenheiten auf dem »alten Mond« zurückblieben, hierunter auch der Keim, aus dem sich der Mensch entwickelt hat. Auf dem alten Mond gab es Wesen zwischen Pflanze und Tier, und die Mistel wird als Abkömmling eines solchen Wesen gesehen. Später wurden Pflanzen- und Tierreich klar getrennt. Die Mistel als ein zurückgebliebenes

Wesen des alten Monds hat jedoch noch seine ursprüngliche »Zwischenform« behalten. Die Mistel ist aus Steiners Sicht ein »degeneriertes Wesen« zwischen Tier und Pflanze:

> „So sehen wir, wie unsere heutigen Mineralien, unsere Pflanzen, Tiere und Menschen wirklich Nachkommen sind jener alten Mondwesen. Nun gibt es heute sehr merkwürdige Pflanzen, die nicht in einem mineralischen Boden gedeihen, zum Beispiel die Mistel. Sie ist deshalb so merkwürdig, weil sie sich als Pflanze für den hellseherische Blick sehr von den anderen Pflanzen unterscheidet. Sie zeigt nämlich etwas von einem Astralleib, der, wie bei den Tierleiben, in die Mistel hineingeht, trotzdem sie keine Empfindung hat, zeigt sie etwas von der äußeren Gestalt des Tierwesens. Das rührt davon her, daß sie zu jenen Pflanzentieren des Mondes gehört, die zurückgeblieben sind; die jetzt nicht Pflanzen haben werden können und die deshalb nicht auf einem mineralischen Boden gedeihen“ (Steiner 1960c: 87f.).

b.) Die Beziehung der Mistel zum Licht und den vier Elementen

Aus anthroposphischer Sicht ist die Mistel eine Lichtpflanze. Dies wird deduktiv aus zwei ihrer biologischen Eigenschaften abgeleitet:

1. Die Mistel braucht zum Keimen Licht.

2. In den Senkern (wurzelähnliche Vorsätze der Mistelpflanze), welche sich tief in das Innere vom Holz des Wirtsbaum einbohren, gibt es Chlorophyll, also muß dort auch Licht sein.

Der letztere Aspekt eignet sich besonderes, um die Logik die Anthroposophie zu verdeutlichen: Dort, wo die Senker sitzen, ist es finster, also könne dieses Chlorophyll keiner Photosynthese dienen und seine Anwesenheit wäre dort »zwecklos«, es sei denn, die Pflanze wäre »innerlich durchleuchtet«. Dies müsse der Fall sein, denn die Pflanze ist mit Magnesium angereichert, und Magnesium sei ein Metall, das ganz von Licht durchdrungen sei:

> „Es zeigt sich bis in die Substanzen [Magnesium] der Mistel, daß sie über die Fähigkeit verfügt, Lichtprozesse zu beherrschen und wirksam werden zu lassen“ (Wolff 1985: 56).

Aus anthroposophische Sicht hat die Mistel auch eine starke Beziehung zum Wasser. Dies wird aus der Beobachtung abgeleitet, daß die

Mistelblätter sechsmal soviel Wasser verdunsten wie die Blätter des Wirtes. Nach der »geisteswissenschaftlichen« Betrachtung hat die Mistel keine Beziehung zum »Erdelement« und meidet alles, was mit den typisch irdischen Kräften zusammenhängt. Die Mistel ist, wie Steiner es nennt, eine von Erde emanzipierte Pflanze:

„Ferner betrachten Sie von diesem Gesichtspunkt aus die Parasitenbildung bei den Pflanzen, namentlich Mistelbildung. Da haben Sie dasjenige, was sonst noch mit der Pflanze organisch verbunden bleibt, das Aufsitzen der Blüten- und Samen tragenden Organe auf dem Stamm, wie eine äußere Absonderung, wie einen Vorgang für sich. So daß Sie also in der Mistelbildung eine Steigerung, verbunden mit einer Art Abtrennung von den Erdenkräften, desjenigen zu sehen haben, was sonst in der Blüten- und Samenbildung vorliegt. Es emanzipiert sich gewissermaßen dasjenige, was in der Pflanze unirdisch ist, gerade in der Mistelbildung“ (Steiner 1976a: 111).

In Bezug auf das Feuerelement hat die Mistel eine Mittelstellung. Sie meidet die Extreme, wie z. B. die Sommerhitze, ist aber fähig, im Menschen Wärme zu entwickeln (Simon 1993: 154).

4.1.3. Mistel in der Krebstherapie

Nach Steiner ergeben sich die Heilmittel der anthroposophischen Medizin aus einer verwandtschaftlichen Beziehung zwischen dem menschlichen Organismus und den Wesenheiten und dessen Manifestationen in den Elementen seiner Umwelt. Nur durch die hellseherische »Geisteswissenschaft« würden die heilenden Zusammenhänge erkannt werden können. Dabei handele es sich um wechselseitige Interaktionen der zugeführten »irdischen Stoffe« mit den höheren »geistigen« Körpern, wodurch das »Irdische« im Geistigen wirken könne:

„Und an Heilmittel wird man nur denken können, wenn man ein Wissen darüber entwickelt, wie ein Erdstoff oder Erdenvorgang zum 'Ätherischen, Astralischen oder Ich sich verhält. Denn nur dann wird man durch Einfügen eines Erdenstoffes in den menschlichen Organismus oder durch Behandlung mit einer Erdentätigkeit bewirken können, daß die höheren Glieder der Menschenwesenheit sich ungehindert entfalten können, oder auch, daß die Erdenstofflichkeit an dem Zugefügten die nötige Unterstützung findet, um auf den Weg zu kommen, auf dem sie Grundlage wird für irdisches Wirken des Geistigen“ (Steiner 1991: 18).

Die Mistel (Viscum album) wurde 1920 aufgrund Steiners »geistes-wissenschaftlicher Erkenntnisse« in die Krebstherapie eingeführt. Entsprechend seiner Anregungen wurde das erste speziell zur Krebs-behandlung konzipierte Mistelpräparat mit dem Namen Iscador her-gestellt, an dessen Entwicklung bis heute weitergearbeitet wird. Rudolf Steiner gab präzise Anweisungen für die Aufbereitung der Mistel[27], die Art und Weise ihrer Verabreichung, Die Mistel wird als Pflanzenextrakt gespritzt und, um die Wirkung des Mistelextraktes durch die Verarbeitung zu verstärken, sollen die Sommer- und Win-tersäfte durch ein Verfahren gemischt werden, das der Schwerkraft entgegenwirkt. Bei der Auswahl der Mistel sollte unbedingt auf ihre Herkunft, den Wirtsbaum, acht gegeben werden, denn so könnte die Behandlung der kranken Organe gezielter durchgeführt werden. ebenso benannte er das Wirkspektrum, das hierdurch hervorgerufen werden sollte. Steiner erwartet, daß eine Fieberreaktion induziert wird, die den Tumor mit einem Wärmemantel umgibt:

„Es wird uns nur gelingen, die Geschwulst zu umhüllen mit einem Wärmemantel. [..] Das wird eben in Wirklichkeit erreicht, wenn in ganz entsprechender Weise solche Mittel angewandt werden, wie sie Ihnen von unseren ärztliche Freunden gewiß angegeben worden sind, wenn solche Mittel durch Injektion zur Wirkung gebracht werden im menschlichen Organismus. Hat man gerade die spezifische Wirkung herausbekommen auf das eine oder das andere Organsystem, dann kann man sicher sein, daß in jedem Fall durch ein Viskum Präparat, wie wir es anwenden, um das betreffende abnorme Organ - denn ein

---

[27] Bei der Herstellung der anthroposophischen Mistelpräparate sollten nach Scheffler (1996: 78) die folgenden vier Punkte berücksichtigt werden: „[1] zwei verschiedene Erntezeitpunkte gewählt, [2] die pflanzlichen Organunterschiede und die Unterschiede der männlichen und weiblichen Mistelbusche beachtet, [3] Mistelpräparate von verschiedene Wirtsbäumen hergestellt, [4.] es wird, einzig-artig in der Pharmazie, ein Strömungsverfahren zur Verbindung der Mistelsäfte aus verschiedenen Erntezeitpunkten angewendet“. Bei der Aufbereitung und Ernte der Mistel versuchen die Anthroposophen, die ihr zugeschriebenen Kräften zu verstärken, insbesondere die »Emanzipationstendenz« der physischen Kraft-wirkungen der Erde. Dafür wurde ein aufwendiges Verfahren erfunden, daß die folgenden Aspekte berücksichtigt :
„1) Ernte an Licht- und Wärmekonstellationen,
2) Extraktion in dem aufbauenden Kräftestrom des Tages mit Sonnenaufgang,
3) Rhythmisches Exponieren des Mistelfrischextraktes dem Morgen- und Abendlicht,
4) Zusammenführung dieser so vorbereiteten Mistelsäfte aus den extremen Jah-reszeiten Sommer und Winter in der labil dynamischen Gestalt eines Wirbels zur Steigerung der mistelspezifischen Qualität“ (Vogel und Scheurle 1985: 143ff.).

solches ist zum Beispiel das betreffende Karzinom eine Wärmemantel gebildet wird [..] Und diese Wirkung drückt sich aus dadurch, daß
Fieber zustande kommt. Es muß also die Injektion gefolgt sein von
einem Fieberzustand. Sie können von vornherein mit einem Mißer-
folg rechnen, wenn Sie nicht Fieberzustände hervorrufen" (Steiner
1988: 176).

In Steiners System wird die Wirkung der Mistel auf dem Krebspro-
zeß aus ihren biologischen Eigenschaften offenbart. Da die Pflanze
parasitär auf anderen Pflanzen wächst, anstelle auf der Erde zu ge-
deihen, hätte sie nun besondere Kräfte, die dem Erdelement und der
Krebsentwicklung entgegenwirken würden [28] :

„Aber die ganze Art und Weise, wie die Mistel wächst und gedeiht
dadurch, daß sie eben sich an andere Pflanze ansetzt, das ist das besonders Wichtige. Dadurch eignet sich die Mistel eben ganz besondere Kräfte an, die etwa in der folgenden Weise bezeichnet werden
können: sie will vermöge ihrer Kräfte alles dasjenige nicht, was die
geraden Organisationskräfte, die geradlinig sich entwickeln der Organisationskräfte wollen, und sie will dasjenige, was die geradlinig
sich entwickelnden Organisationskräfte nicht wollen" (Steiner
1976b: 250).

Durch die Injektion eines Mistelpräparates sollen die »ätherischen«
Kräfte des Baumes, auf dem die Mistel wächst, und dessen »überwu-
cherndes Ätherisches« sie in sich aufgenommen habe, auf den
menschlichen Organismus übertragen werden. Die »Äthersubstanz«
des Baumes soll »verstärkend« wirken auf den »astralischen Leib«
des Menschen und soll so den Tumor »zum Aufbröckeln«, zum »In-
Sich-Zerfallen« bringen. Goyert (1993) sieht in einer ähnlichen anthroposophischen Logik die Mistel als eine Pflanze, die in ihrem
»Antirhythmus« einen wirklich geordneten und mit den Zeitverläufen
der Jahreszeiten und der Wirtspflanzen abgestimmten Rhythmus aufrecht erhalten kann. Entsprechend sei die Mistel dazu fähig, das
Chaos der »Krebsrhythmen« durch ihren Eigenrhythmus zu überwin-

---

[28] Das Aktionsprinzip der Homöopathie »Ähnliches heilt Ähnliches« wird von
der Anthroposophie übernommen und gilt auch für die Logik der Mistelheilung.
„Da die Mistel in Naturvorgang als Fremdprozeß auftritt, führt man mit ihr das
Simile Prinzip zum Krebs in den menschlichen Organismus ein. Die Organisa-
tionskfräfte der Mistel können die erlahmte Ordnungsfunktionen des Organismus
aktivieren und so die Normalisierung, d.h. als letzten Schritt auch die organische
Rückbildung des Karzinoms, bewirken" (Vogel und Scheurle 1985:142).

den und so das potentiell Krankmachende zu heilen (Simon 1993:
155)

Der „menschliche Tumor" neigt nach anthroposophischer Charakteri-
sierung zur Dunkelheit und hat Erdeeigenschaften: Er verhärtet und
ist »aschenartig«. Der Mistel werden, wie geschildert, die gegenteili-
gen Eigenschaften zugeschrieben: Licht und eine Affinität zu kühler
Luft und Wasser:

> „Während der menschliche Leib sich im Tumor den belebend ge-
> staltenden Elemente den Wäßrigen und Luftig-Lichhaften widersetzt,
> sich gleichsam verbrennend verzehrt und darin aschenartig verhärtet,
> zu sehr erdenhaft gewordenen Substanz anhäuft, macht die Mistel es
> gerade umgekehrt, indem sie mit dem wäßrigen und kühlen Luftig-
> Lichthaften durchdrängt und Erdenfestigkeit und Sommerwärme
> meidet" (Simon 1993: 154).

Die Mistel stellt den *Gegenpol* zur Krebsgeschwulst dar, welches in
einem „entfesselten Verbrennungsprozeß eine übermäßige Wärme
entwickelt und in ihrer mineralisierenden Verhärtung" zum toten Erd-
reich hin tendiert (Simon 1993:165).

Die Mistel demgegenüber wächst nur auf »lebendigem Boden«, dem
lebendigen Wirtsbaum, und tendiere deshalb grundsätzlich zum »Leben« bzw. zu allem, was in Steiners Kosmologie Leben bedeutet:
Bewegung, Form, Plastizität:

> „Da sie nur auf einer verlebendigten Erde (dem Holz des Wirts-
> baumes) gedeiht, wird der vegetative Aufbauprozeß bei ihr intensiv
> und gerade nicht zum Mineralischen der festen Form, sondern zum
> Plastisch- Flüssigen, zur lebendig beweglichen Gestaltbildung hin-
> getrieben" (Simon 1993: 155).

Entsprechend kann die Mistel überall dort heilend eingreifen, wo der
Organismus in der Tumorbildung zu sehr zu dem Mineralisch-
Physischen hin tendiert. Daß die Eigenschaften der Mistel sich von
der Erde abzusondern, entspricht aus anthroposophischer Sicht den
»seelischen Ebenen« der Krebserkrankung. Der »Astralleib« als Synonym der Seele zieht sich vom Ätherleib zurück. Im alltäglichen Leben manifestiert sich dies beim Krebskranken so, daß der Mensch in
der »grauen Alltäglichkeit verfließt«:

„Diesem Aspekt der sich absondernden Mistel entspricht im besonderen die *seelische* Ebene der Krebserkrankung, wo der Rückzug der Seele aus dem Leben (bzw. der astralischen Organisation aus der ätherischen) einerseits am Ort des Geschehens ein mangelhaft durchatmeter und durchleuchteter Tumorherd sich ausbreitet, andererseits im gesamthaften Lebensvollzug des Menschen der wechselseitige seelische Austausch mit der Welt gehemmt ist und darüber die Farbigkeit des je einmaligen Lebens zu einer grau blassen Alltäglichkeit verfließt" (Simon1993: 164).

4.1.4. Integratives Heilen

Die anthroposophische Behandlungen hat den Anspruch, einen therapeutischen Zugang zu finden, der nicht nur die leibliche Erscheinungsebene der Erkrankung anspricht, sondern die »wirkliche« Ursache der Krankheitentwicklung, die »seelische-geistige Dimension« (Treichler 1993:94).

Die Anthroposophie soll insbesondere durch das künstlerische Tun die Barriere zwischen Seele und Körper überwinden helfen. Das künstlerisches Tun im allgemeinen Sinne wird in der Anthroposophie als unspezifische Prophylaxe gegen verhärtende Krankheitstendenzen angewendet, da hierdurch im seelischen Bereich unmittelbar das »Empfindungsleben« und die »Begeisterungskraft« angeregt werden können. Bei der manifesten Krebserkrankung wird vor allem plastisches Gestalten und Malen therapeutisch eingesetzt, aber unter Umständen kommen auch die Musiktherapie und die Heileurhythmie in Betracht. Auch hier ist das Ziel der Therapie, die Barriere zu überwinden, die die Seele vom Körper trennt. Künstlerisches Tun soll Wärme im seelischen Erleben erzeugen und so die »formgebenden« Kräfte des Menschen anregen:

„Im Medium der künstlerischen Gestaltung oder der Bewegung wird die Kluft zwischen Seele und Leib überwunden, das seelische Erleben im Tun ebenso aktiviert wie die gesunde Gestaltbildung im Leiblichen. Begeisterung an der Welt durch künstlerisches Tun erzeugt Wärme im Leib. Seelisches Erleben der eigenen künstlerisch-therapeutischen Gestaltung durch den Leib in einem objektiven Medium regt die entsprechende Gestaltungskraft im Leib an. Übung verstärkt und festigt das Erreichte" (Treichler 1993: 94).

4.2. Semiotische Analyse: metaphorische Logik der Misteltherapie

Die anthroposophische Heilmittellehre ist wissenschaftlich nicht begründet. Entsprechend schreibt Kraft (1984:62) in seiner kritischen Arbeit „Quellen und Studien zur Geschichte der Pharmazie": Die anthroposophische Pharmakologie ließe sich in doppelter Hinsicht als „metaphysische Heilmittellehre" charakterisieren:

1. Einerseits wird das Geistige als Grund der Existenz von Materie sowie der an Materie gebundenen Heilwirkung des Heil-Stoffs gesehen.

2. Andererseits ist die Anthroposophie als der theoretische Uberbau der Heilmittellehre ein spiritueller Erkenntnisweg. Er stellt eine generalisierende Metaphysik dar, die anthropo-kosmische Zusammenhänge voraussetzt, jedoch keine Spezialwissenschaft, aus der eine Einzeldisziplin, wie z. B. die Heilmittellehre, ableitbar ist.

Wie geschildert (vergl. 2.2.2.) kann die anthroposophische Kosmologie im Sinne von Geertz als ein religiöses Symbolsystem verstanden werden, das den Anspruch hat, dem Menschen Sinn und Orientierung zu geben, indem es eine Seinsordnung formuliert und ethisches Verhalten bestimmt. Für das Verständnis der Symbolischen Heilung ist es relevant, die Sinn-strukturen, auf denen die anthroposophische Heilmittellehre basiert, zu verdeutlichen. Das relativ konsistente Symbolsystem der Anthroposophie kann im Sinne von Dow als »mythologische Welt« bezeichnet werden. Diese bildet die Matrix der Symbolischen Heilung, denn der Heiler bedient sich ihrer Symbolik, um in Interaktion mit seinen Patienten zu kommen. (Dow 1986: 59). Die mythische Welt ist der generative Rahmen, in dem der Patient sein Problem individuell und in einer auf ihn bezogenen Form erleben kann. Dies bedeutet, daß seine Probleme und Sehnsüchte hier abgebildet werden können.

In diesem Sinne kann in der Misteltherapie der Krebskranke auf verschiedene Elemente aus der mythischen Welt der Anthroposophie zurückgreifen. Die Krankheit hat eine tiefere Ursache, die sich aus dem Karmagesetz ergibt, dem alle Menschen unterworfen sind. Die Krankheit hat auch ein Ziel, nämlich dem Menschen zu helfen, seine spirituelle Vollkommenheit zu erlangen, welche er durch seine früheren Taten verloren hat. So kann er in der Hierarchie der Evolution aufsteigen. Kosmos, Natur und Mensch sind in Steiners Kosmologie homologen Gesetzen unterworfen, die durch geistige Kräfte, beeinflußt werden. Die Mistel, ebenso eine Verkörperung von geistigen Kräften, ist ein Mittel, um die karmische Unvollkommenheit ins Gleichgewicht zu bringen. *So gesehen hat die Mistel die Macht der Segnung und der Vergebung, die heilen kann,* aber der Mensch kann durch das Sterben in ein besseres nächstes Leben transzendiert werden.

Logik der Heilung

Die anthroposophische Heilmittellehre folgt die Logik von Batesons »Syllogismen im Modus Gras«. Dies werde ich am folgenden Beispiel eines anthroposophischen Zitates über die Wirkung der Mistel als Heilpflanze erläutern:

> „Gerade dies befähigt sie [die Mistel] zur Heilpflanze, daß sie in einzigartiger Weise das im Typus ihrer Familie Veranlagte auf eine Spitze treibt (Sie gedeiht nicht auf der Erde) [..] Entsprechend kann im menschliche Organismus die Mistel [..] Licht- und Wärmekräfte in jene Bezirke der Leiblichkeit führen, die zu stark [der Verfestigung] verfallen sind. [..] Licht- und das Wärmehafte (und das darin lebende Seelisch- Geistige des Menschen) verbindet sich wieder vermehrt mit der Leiblichkeit: die Geschwulst, die von außen nach innen durchwärmt wird. Ferner werden lichthaft gehaltene Astralkräfte und flüssig- belebende Ätherkräfte vom umgebenden gesunden Gewebe her der sich ausbreitenden Verdunkelung und Verfestigung im Geschwulstinnern entgegengesandt" (Simon 1993: 155).

Die Heilwirkung der Mistel verläuft entsprechend folgender metaphorischen Kausalitäten:

1. Die Mistel gehört zu den Wesenheiten, denen Licht entspricht.

2. Das Licht entspricht den Äther und Astralkräften.

3. Die Mistel wächst, wo überwiegend Erdkräfte dominieren, und hat die Fähigkeit, sie zu überwinden.

4. In der Geschwulstbildung sind dem Organismus die Äther und Astralkräfte entzogen.

5. Die Geschwulst ist ihrer Natur nach dunkel und fest

Entsprechend gilt in syllogistischer Logik:

1. Die Mistel bewältigt die Geschwulstbildung

2. Die Mistel enthält Astral und flüssig- belebende Ätherkräfte.

3. Die Mistel führt Licht und Leben in den dunkleren menschlichen Organismus (Geschwulst) ein.

Nur im Sinne der Logik der Metaphorik können wir die *Poesie der Heilung* ahnen. Die Verabreichung der Mistel ist die Verkörperung dieser Metapher. Bateson (1993) sieht in der Logik der Metaphorik „den organisierenden Leim dieser Welt geistiger Prozesse" (Bateson 1993: 50), wo es zwischen Subjekt und Prädikat keine unterscheidende Kategorie gibt.

In der Logik der Metaphorik werden Prozesse ausgelöst, die nach Bateson in die nonverbale Sphäre gehören. Kunst, Poesie, Träume, Humor und Religion finden zwar ihren Ausdruck in der Sprache, fallen jedoch gleichzeitig auf die präverbale Ebene der »Syllogismen in Gras« zurück.

4.3. Zusammenfassung

Die Heilmittellehre Steiners kann nur in der Logik der Metaphorik verstanden werden, denn in der metaphorischen Unschärfe existieren keine Kategorien im Sinne logischer Klassifizierung bzw. Subjekt-Prädikat-Unterscheidungen. Alle Wesen sind homologen Prozessen unterworfen, so gleicht die Mistel als Wesen dem Menschen. Die Mistel wird zu einem »transaktionalen Objekt«, das in der Anthroposophie dafür steht, die »selbstheilenden Kräfte« des Organismus wieder in Gang zu bringen. Die Mistel stellt in der metaphorischen Logik, gleich dem Menschen, ein »Wesen in Entwicklung« dar, das ebenfalls versucht, »heil« zu werden. Heilung beinhaltet in der Anthroposophie zugleich Transzendenz in eine Vision, die über das jetzige Leben hinausgeht.

V. DISKUSSION

1. Rückblick

Der Ausgangspunkt meiner Untersuchungen bestand darin, die Misteltherapie unter der Perspektive der symbolischen Heilung zu analysieren, dabei wurde auf ein semiotisches Verständnis symbolischer Prozesse zurückgegriffen. Meine Hypothese war, daß der Einsatz der Mistel innerhalb der anthroposophischen Medizin grundsätzlich nicht als ein wissenschaftlich begründbares System zu verstehen ist, sondern ihre Attraktivität in der Therapie nur aufgrund einer symbolischen Dimension anzunehmen ist.

In dieser Arbeit wurde versucht, diese Hypothese am konkreten Beispiel der Krebstherapie zu belegen. Hierzu wurde das anthroposophische medizinische System rekonstruiert sowie die semiotische Struktur der Misteltherapie im Sinne der Kategorien von Peirce herausgearbeitet. Die Sinnstrukturen, die die Mistelanwendung in der Anthroposophie rechtfertigten, basieren auf Dogmen religiöser Art. Es handelt sich in diesen Argumentationen nicht um objektive Wahrheiten naturwissenschaftlicher Art, sondern um ein Gewebe von mythisch begründeten Bedeutungsstrukturen.

Im einzelnen zeigten sich hierbei folgende Ergebnisse:

1. Die Sinnrekonstruktion des anthroposophischen medizinischen Systems hat weitgehend gezeigt, daß die Mistel in der Krebstherapie als »Symbolische Heilung« im Sinne von Dow aufgefaßt werden kann. Wichtig für die Analyse des symbolischen Systems der Anthroposophie zeigte sich die Analyse von Steiners Weltbild.

2. Dieses Weltbild zeichnet sich durch verschiedene Einflüsse aus. Steiner ist ein typisches Kind seiner Zeit und kann nur im Zusammenhang mit den philosophischen Problemen des Abendlandes gegen Ende des 19. Jahrhunderts verstanden werden. Steiners philosophisches und religiöses Programm ist die Versöhnung von Geist und Natur, welche eine geistig-materielle Einheit darstelle, die sich jedoch in verschiedenen Ausdrucksformen zeigen würde. Im Menschen solle sich entsprechend das gesamte Universum offenbaren. Die Geheimnisse der Welt würden durch den »Weg nach innen« erfahren werden können. Die Natur mache eine evolutionäre Entwicklung vom Leblosen bis zum menschlichen Geist

durch. Im Einklang mit diesem »Holismus« nimmt Steiner Elemente unter anderen aus der traditionellen indischen Philosophie in sein Theoriengebäude auf. Hinter allen Dingen stehe das »höchste Bewußtsein«, und die Natur wird als eine Kombination von Stoff und unterschiedlichen Graden von Bewußtsein verstanden. Steiner übernimmt die Lehre von der Seelenwanderung. Die Existenz eines Lebewesens gehe über seinen Tod hinaus und sein gegenwärtiges Dasein würde durch die Taten aus dem früheren Leben (Karmagesetz) bestimmt. In der indischen Psychologie wird der höchste vom Menschen erreichbare Bewußtseinszustand Bewußtsein des »Befreitseins« genannt, d.h. der Mensch erlebe sich in seiner »Uberbewußtheit« unabhängig von allen sinnlichen Einflüssen. Dieser Zustand der Uberbewußtheit ist Steiners Erlösungsziel. Durch das »reine Denken« erlange der Mensch eine schonungslose Selbsterkenntnis.

3. Die Anthroposophie stellt eine kulturelle Einheit dar, die als eine »spirituelle Alltagspraxis« gesehen werden kann. Im Sinne von Geertz kann sie als ein kulturelles Symbolsystem mit einer zugrunde liegenden religiösen Bedeutungsstruktur verstanden werden.

4. Die semiotische Rekonstruktion von Steiners Symbolwelt in den Peirceschen Kategorien der Erstheit, Zweitheit und Drittheit lieferte folgende Ergebnisse: Die Ursache des menschlichen Leidens ist das sinnliche Begehren (Erstheit). Im moralischen Erkennen von Gut und Böse kann der Mensch frei werden, denn nun kann er sich seinen Triebregungen und Empfindungen gegenüberstellen (Zweitheit). Das gegenüberstehende Bewußtsein erscheint nun als eine abstrakte Kategorie, in der Zeitlichkeit und Räumlichkeit keine Rolle mehr spielen. Es wird zu einer absoluten »metaphysischen Kategorie eines Bewußtseins«, die alles in sich vereint und welche dem Vergänglichen befreiend gegenübertritt. Die metaphysische Perspektive der Befreiung wird zum handlungsleitenden Motiv (Drittheit), das eine Hoffnung geben kann, das Leiden überwinden zu können.

5. Entsprechend der semiotischen Religionstheorie von Geertz läßt sich die Anthroposophie als ein religiöses Symbolsystem verstehen. Die Anthroposophie stellt in diesem Sinne ein mythisches System dar, das dem Menschen Sinn und Orientierung gibt, indem es eine Antwort auf die wissenschaftlich nicht beantwortbare Fra-

ge nach dem »Woher, Wohin und Warum« des Menschen gibt. Die Gesetze, welche in der anthroposophischen »mythischen Welt« gelten, können die Haltung des Menschen im Alltag bestimmen. Dauerhafte Stimmungen und Motivationen bekommen durch die spirituelle Praxis und die hierdurch erlangten Erfahrungen eine Aura von Faktizität. In der Anthroposophie erscheint dabei das grundsätzliche Paradoxon der höheren religiösen Erkenntnisse: Man muß an Steiners Geisteswissenschaft glauben, um sie erfahren zu können. Die Eingeweihten berichten charismatisch von ihren mystischen Erfahrungen und den hoffenden Anhängern bleibt nichts anderes übrig als zu glauben, falls sie von dem Heilsversprechen profitieren wollen.

6. Im Sinne von Dows »mythologischer Welt« ist Steiners Kosmologie ein System mit zahlreichen Konstellationen von mythischen »Wahrheiten«, die den Menschen ansprechen und anregen können. Die Logik des medizinischen Systems der Anthroposophie ist in dieser mythischen Welt eingebettet. Sie besteht aus der bildhaften Verknüpfung verschiedener Elemente der anthroposophischen Kosmologie. Es ist eine Logik der Metaphorik, die Batesons Syllogismus im »Modus Grass« entspricht. Phänomenologische Homologien, die formallogisch nicht statthaft sind, machen in Syllogismen des »Modus Gras« Sinn, d.h. bilden eine Beziehung zueinander, ohne jedoch den Gesetzen der logischen Klassifikation im Sinne »logisch erlaubter« Subjekt-Prädikat-Beziehungen zu genügen.

7. In der Anthroposophie sind Kosmos, Natur und Menschen vielfältig poetisch in der Logik der Metaphorik aufeinander bezogen. Körper, Ontogenese, Phylogenese, Erdentwicklung sowie Tierreich, Pflanzenreich und Mineralreich ähneln sich in ihrer »anthroposophischen Wesensnatur« und sind entsprechend homolog ineinander überführbar. Entsprechend dieser Logik ist die Mistel für den »Eingeweihten« ein geeignetes Heilmittel für die Krebsbehandlung.

8. In der Anthroposophie bekommt die Krebskrankheit einen Sinn, indem sie dem Patienten gleichzeitig ein transzendentes Ziel des Lebens gibt. Die Krankheit manifestiert sich in zwei Polen, dem Geschwulstbildungspol und Entzündungspol. Diese zwei Pole sind das Ergebnis des Zusammenspiels des moralischen Verhaltens und des mythischen Evolutionsprinzips des Menschen. Der

Gesundheitszustand kann erhalten bleiben, in dem der Organismus immer die Mitte zwischen diesen beiden Tendenzen findet. Mit diesem Weltbild hat der Mensch nun eine »Landkarte«, um wieder gesund zu werden. Sein »richtiges« Denken kann ihn wieder gesund machen, er kann wieder »heil« werden, wenn sein Bewußtsein die Mitte wiederfindet. Die Krankheit Krebs und die Mistel sind dabei ein Mittler zwischen den Welten des Bewußtseins. Die Mistel ist als »Zwischenwesen« ein Medium, das diesen Prozeß metaphorisch begleitet, denn als »leichte«, »luftige« und »lichtdurchdrungene« Pflanze wirkt sie dem »festen« und »dunklen« Krebs entgegen. In einfacher syllogistischer Entsprechung verkörpert die Mistel die Metapher der Heilung. Mistel und Krebs werden in der anthroposophischen Logik kategorial wesensgleich gesetzt. In den hypothetischen Konstruktionen (der Zweitheit) kann die Heilung antizipiert werden, und zumindest als seelisch (Drittheit) ethische Transformation vollzogen werden.

2. Querverbindungen: Beziehung zu anderen Forschungsgebieten

In der abschließenden Diskussion möchte ich nun den Bezug zu einigen anderen medizinischen Forschungsgebieten herstellen, in denen eine Antwort auf die Frage gesucht wird, *wie* und *warum* Patienten von Handlungen Nutzen haben, die keine nachweisbare pharmakologischen Wirkungen haben. Maßnahmen, die im strengen naturwissenschaftlichen Sinne nicht existent sind, aber dennoch in der Praxis ständig präsent sind, wie beispielsweise der Placeboeffekt, der in der Forderung des Forschungsdesigns der *Doppel-Blind*-Studie (das *Nichtwissen* des Patienten und das *Nichtwissen* des Arztes) implizit davon ausgeht, daß *nichts* wirkt. Zwei weitere Forschungsgebiete, die für meine Diskussion unmittelbar Relevanz aufweisen, sind die Psychosomatik und die Salutogenese. Im folgenden möchte ich meine Fragestellung unter dem Blickwinkel dieser drei Bereiche diskutieren und dabei einige Möglichkeiten für die empirische Überprüfung der in meiner Arbeit entwickelten Hypothesen aufzeigen.

2.1. Placeboforschung

Die Placeboforschung entwickelte bisher keine einheitliche Theorie oder Erklärung für den Placeboeffekt. Sie entstand mehr oder weniger als Nebenprodukt der Wirksamkeitsforschung von pharmakologischen Medikamenten. Das Placebo-Phänomen wurde nahezu bei allen Formen medizinischer Behandlung beobachtet. Oftmals wird beschrieben, daß selbst Dosis-Wirkungs-Beziehung (Gauler 1997: 26), zirkadiane Rhythmen, Gewöhnung, Toleranz, Abhängigkeit (Skrabanek und McCormick 1992: 16), sowie Nebenwirkungen (Gauler 1997: 36) bei Placebo auftreten, die in ihrer Charakteristik den Echt-Medikamenten ähnlich seien.

Die Frage, worauf der Placeboeffekt beruhe, wird recht kontrovers diskutiert. Einige Autoren halten ihn gar für einen Artefakt pharmakologischer Untersuchungen. Während Beecher (1955) in seinen klassischen Arbeiten über den Placeboeffekt zu dem Schluß kam, daß bei den meisten pharmakologischen Behandlungen 35% ± 2,2% der Patienten ein zufriedenstellendes therapeutisches Ergebnis allein durch Placebo erreichen würden, stellt Kienle (1995: 3) in einer Metaanalyse der von Beecher rezipierten Studien dieses Ergebnis in Frage. Die Ausgangshypothese ihrer Untersuchung war, daß „der sogenannte Placeboeffekt in jenem Maß, wie seit Beecher stets angenommen wurde, möglicherweise eine medizinische Illusion sei, und daß dieses Ausmaß des Placeboeffekts in Wirklichkeit durch unterschiedliche Faktoren vorgetäuscht ist".

Sie nimmt als Untersuchungsmaterial H. K. Beechers (1955) klassische Arbeit zum Placeboeffekt. Kienle entwickelt ihre Kritik aus der Metaanalyse der von Beecher rezipierten 15 Studien (Beecher 1955), in denen der Placeboeffekt zum ersten Mal zum Gegenstand statistischer Untersuchung wurde. Als Ergebnis ihrer Studie leitet Kienle ab, daß keine der von Beecher betrachteten Studien einen wirklichen empirischen Placeboeffekt aufweise. Aufgeklärt würde der Effekt durch folgende Aspekte (Kienle 1995): Methodologische Fehler, die die Validität der Studien in Frage stellen (es fehle eine zusätzliche Kontrollgruppe bzw. Null-Gruppe für Placebo, subjektive Angaben des Patienten wurden außer acht gelassen, falsche Wiedergabe bzw. Interpretation von ursprünglichen Ergebnissen) und Faktoren, die einen Placeboeffekt vortäuschen (Selektionseffekte, hohe Dropout-Quote, spontane Besserung, Skalierungseffekte und irrelevante Prüfkriterien, begleitende Therapiemaßnahmen, Arzt-Beziehung, etc.).

Nach Kienle wäre somit die Existenz des Placeboeffektes nicht beweisbar. Fragwürdig bleibt in Kienles Untersuchung die negative Operationalisierung des Placebobegriffs, das heißt das Placebo wir durch seine Negation, d. h. durch eine Nicht-Placebo-Wirkung abgegrenzt und bestimmt. Kienle expliziert durch ihr methodologisches Vorgehen zwar die studienbegleitenden Artefakte, die im Rahmen des Designs der Doppel-Blind-Studie bekanntermaßen gerade den statistischen Placeboeffekt konstituieren, kann jedoch aufgrund einer fehlenden spezifischen Operationalisierung des Placebos keine Abschätzung bezüglich eines spezifischen, d. h. therapeutisch wirksamen Placeboeffekts leisten. Solcher Effekt, der sie so vehement negiert.

Dies versuchen im Kontrast hierzu Kirsch und Sapirstein (1998), am Beispiel einer Meta-analyse von 19 Studien über die Wirkung antidepressiver Medikamente zu leisten. Die Autoren kommen hinsichtlich der Existenz eines spezifischen Placeboeffekts zu einem vollkommen anderen Ergebnis als Kienle. Bei einer realistischen Abschätzung des Placeboeffekts müsse hier die Nichtbehandlung versus Placebo berücksichtigt, sowie die Unterscheidung zwischen aktivem[29] und passivem Placebo getroffen werden. Wenn die Nichtbehandlung zum Maßstab der Bewertung mit einbezogen würde, erkläre der Placeboeffekt bis zu 75 Prozent der Wirkung der aktiven Droge. Unter Berücksichtigung des aktiven Placeboeffekts und unspezifischer Wirkung des Verums würde nach Kirsch der spezifische Effekt des Medikamentes gegen Null tendieren. Wie im Falle der Studie von Kienle liefert das methodologische Vorgehen von Kirsch und Sapirstein eine Reihe von Ansatzpunkten für Kritik, die bis in die grundsätzliche Fragwürdigkeit der Methode der Metaanalyse reicht. Nichtsdestotrotz haben ihre Studien die Diskussion um das Placebo erneut aufgefrischt.

Gauler und Weihrauch (1997) untersuchten die Frage, ob das Placebo ein wirksames und sicheres Medikament sei. Hierfür analysierten sie die Fallansamlungen mehrerer Studien zu fünf Handelspräparaten der Bayer AG. Bei allen rezipierten Studien handelte es sich um randomizierte, placebokontrollierte, doppelblinde und multizentrische Studien. Die spezifische Wirksamkeit des Placebos ist für die Autoren unumstritten. Interessanterweise stellen die Autoren auch spezifische Nebenwirkungen bei der Placebogabe fest.

---

[29] Aktive Placebos zeigen dem Konsumenten eine spürbare Wirkung (unspezifische Nebenwirkung) und deuten dem Teilnehmer einer Doppelblindstudie deshalb an, ein Verum bekommen zu haben.

Ihren Ergebnisse nach sind diese Unerwünschten Arzneimittel Wirkungen (UAW) verum und krankheitsabhängig (Kopfschmerzen bei Hypertonikern, gastrointestinale Nebenwirkungen bei Ulkuspatienten). Verumabhängig bedeutet, daß die Patienten unter Placebogabe dieselben UAW erlitten, die normalerweise dem korrespondierenden Verum bei einer spezifischen Krankheit zugeschrieben werden. Die Metaanalyse »Placebo im Vergleich mit Verum« ergab drei Klassen von Placebowirkungen: Placebowirkung kleiner als Verumwirkung(P<V), diese Wirkungskategorie wurde als verumswirkungsspezifisch betrachtet; P=V. Diese Kategorie könnte auf eine mangelnde Verumswirksamkeit zurückzuführen sein und P>V, diese überraschende Kategorie erscheint den Autoren unerklärbar und wird von ihnen als Meß- und Studiendesignfehler gedeutet (ebd. S:123).

Gauler/Weihrauch (1997) ziehen die Konsequenz, daß Placebos spezifisch pharmakologisch wirken und warnen vor den Gefahren, die die unwissentliche Anwendung von Placebos mit sich bringen kann (Nocebowirkung). Ebenso ziehen die Autoren aus ihrer Metaanalyse die Schlußfolgerung, man solle die Placebo-UAW kennen, um die wirklichen Nebenwirkungen des Verums beurteilen zu können. Dieser Schluß scheint mir in seiner Zirkularität bemerkenswert. Einerseits wird konstituiert, daß die »Unerwünschte Arzneimittel Wirkung« (UAW) des Placebos von der Nebenwirkung des Verums abhängig sei, also nur unter der Voraussetzung der Existenz des Verums auftrete, zum anderen wird die Placebowirkung als unabhängiges Maß betrachtet, um die Medikamentenwirkung zu relativieren. Auch in dieser Studie wird meines Erachtens deutlich, daß wir von einem wirklichen Verständnis der Faktoren, die den Placeboeffekt konstituieren, noch weit entfernt sind.

Die Gegenüberstellung der drei Studien ergibt ein eher verwirrendes Bild. Die geschilderten paradigmatischen Beiträge lassen jedoch trotz ihrer Gegensätzlichkeit auch eine wichtige Gemeinsamkeit erkennen: Das, was allgemein unter dem Begriff »Placebo« subsumiert ist, beinhaltet unterschiedliche Phänomene, die unterschiedlich erklärt und untersucht werden müssen. Zunächst müßte die Placebowirkung erst einmal positiv operationalisiert werden, im Sinne eines »pharmakologischen« Placeboeffekts in Abgrenzung zu nicht-therapeutischen Placeboeffekten (Meßfehler, spontane Besserung). Erst mit der begrifflichen Klärung des Gegenstandes, des *»Was«*, können sinnvolle Hypothesen über das *»Wie«*, die Wirkmechanismen des Placeboeffekts gestellt werden.

In den pharmakologischen Doppel-Blind-Studien mißt man die Quantität einer unspezifischen Wirkung. Die in meinem Zusammenhang interessante Frage ist jedoch das »Wie«, die Kausalzusammenhänge, die zum Placeboeffekt führen und ihn erklären können. Mittlerweile existieren durchaus eine Reihe von Untersuchungen, die Hinweise auf das »Wie« der Placebowirkung geben können. Degen (1988) erklärt die Wirkung wirkstoffloser Scheinmedikamente mittels »Erwartungstheorie«, Suggestibilität und Konditionierbarkeit. Die »Erwartungstheorie« wird auch von Roberts et al. (1993) vertreten und durch empirische Untersuchungen unterstützt, die den Nachweis erbrachten, daß Placeboeffekte sich verstärken, wenn sowohl der Heiler als auch der Patient an eine hohe Effektivität der Behandlung *glauben* [30]. Ähnlich vermutet Goldman (1985) im Glauben die symbolische Macht des Arztes. In seinem theoretischen Ansatz ist der Placeboeffekt nur in einer Verbindung von religiösen Elementen und Arzthandlung verständlich. Eine Placebotheorie müßte deshalb die Theologie zu Hilfe nehmen.

Ransmayr (1981) untersuchte die Konditionierbarkeit von Arzneimittelwirkung am Beispiel von Alkoholikern, die unter Entzug standen[31]. Aus seinen Untersuchungsergebnissen leitet er drei kognitive Prozesse als Voraussetzung für eine Konditionierung ab: (1.) Erlebnis einer Zustandsänderung (Wahrnehmung); (2.) Rückführung dieser Zustandsänderung auf die medikamentöse Behandlung (Attribution); (3.) Wahrnehmung einer bestimmten Reizkomplexes bei der Medikament-Einnahme sowie die Erwartung bzw. Bedeutung einer Zustandsänderung (Lernen). Evans (1989) untersuchte die Beziehung zwischen Suggestibilität, Placebowirkung und Hypnose. Aus der

---

[30] Die Autoren haben in ihrer Studie sowohl chirurgische als auch medikamentöse Behandlungen ausgewählt, die zwar als sehr wirksam und effizient dargestellt wurden, aber von welchen sich später herausstellte, daß sie keinen »realen« Effekt zeigten. Roberts et al. (1993).

[31] Die Wirkung des Medikaments wurde dann als konditionierbar angenommen, wenn sich nach einer dreiwöchigen Lernphase, in der alle Versuchspersonen den gleichen Versuchsbedingungen unterworfen waren, in der vierten Behandlungswoche zwischen Patienten, die das aktive Medikament weiterhin einnahmen, und Patienten, die ein Placebo erhielten, kein Unterschied in den Reaktionen zeigte. Beide Gruppen sollten darüber hinaus einen Reaktionsunterschied zur Kontrollgruppe aufweisen, die in der vierten Woche kein Medikament und kein Placebo verabreicht bekam. Als Prüfmethoden wurden subjektive Skalierungen, Leistungstests und physiologische Messungen eingesetzt. Nur bei subjektiv erlebten Wirkungen trat eine Konditionierung im Sinne der genannten Kriterien auf.

Analyse seiner empirischen Daten [32] kommt er zur Schlußfolgerung, daß die Placeboreaktion in starkem Zusammenhang mit Erwartungsvariablen steht, jedoch weniger mit den Persönlichkeitsmerkmalen »Suggestibilität« und »Hypnotisierbarkeit«. Erwähnenswert in diesem Zusammenhang sind auch die Forschungsergebnisse von Classen, Feingold und Netter (1983). Hier wurde am Beispiel von Patienten mit unspezifischen Kopfschmerzen aufgezeigt, daß Personen mit hohen Suggestibilitätswerten eine wesentlich stärkere Schmerzlinderung erlebten, und zwar sowohl unter Analgetika als auch unter Placebo[33]. Zusätzlich zeigte sich, daß die Kompetenz des Arztes von hoch-suggestiblen Patienten wesentlich höher eingeschätzt wurde, während alle Patienten die Wirksamkeit der Medikamente im generellen für sehr gering hielten.

Insgesamt erscheinen die hier geschilderten Forschungsansätze recht fruchtbar und liefern zumindest einige Hinweise zur Formulierung möglicher Wirkmechanismen. Was in diesen Ansätzen jedoch nicht berücksichtigt wird, ist die subjektive Seite des *»Wie«*, d. h. der spezifische Prozeß des inneren Erlebens, d. h. die *Bedeutungskette* vom Placebo zur Wirkung. Hierfür wird es dann unerläßlich, das Erleben und Verstehen von Körper, Geist und »Seele« eines Menschen in Verbindung mit seinem familiären und gesellschaftlichen Umfeld, d. h. in seinen Sinnkontexten zu betrachten. Zegans (1987) sieht entsprechend in seinem Artikel „The embodied self: Personal integration in health and illness" die Krankheit als eine Bedeutungskonstruktion, in der die Integration von Krankheit und Gesundheit in der Erfahrung vom »Selbst« im Vordergrund steht. Das Selbst stellt hier die Verkörperung und den Ausdruck der psychosozialen Interaktionen dar. Der Mensch ist aufgrund seiner Fähigkeit zur Selbstreflexion in der Lage, sich als ein »Selbst« zu erleben, daß sich wiederum als eine

---

[32] So werden Dimensionen der Suggestibilität nur für einen Teil der Varianz innerhalb der Skalen der Hypnotisierbarkeit Erklärung finden. Zusätzlich gibt es in den Skalen eine starke Dimension, die in hohem Maße auf die individuellen Unterschiede in der Hypnotisierbarkeit hinweist; diese schließt einen dissoziativen Prozess ein, welcher wahrscheinlich nicht direkt mit den Dimensionen der Wachsuggestion verbunden ist.

[33] Die Autoren haben bei 45 Patienten mit unspezifischen Kopfschmerzen die Beziehung zwischen der sensorischen Suggestibilität und drei Maßen des Behandlungserfolgs (Einschätzungen der Kopfschmerzintensität, der Wirksamkeit der Medikation und der Kompetenz des Arztes) in einem doppelt-blinden Langzeit-Crossover-Design untersucht. Die sensorische Suggestibilität wurde mit einem von Gheorghiu entwickelten Verfahren gemessen.

biologische Entität erklärt und symbolisch repräsentiert. Für ein als »biologisch« konstruiertes Selbst kann nun der Körper selbst zum *»Symbol von Werten, Wünschen und Fähigkeiten«* werden. Der Körper wird als ein Symbol selbst zum Vehikel zur sozialen Interaktion, zur Sinngebung.

In diesem Sinne kann auch die Placebotheorie von Th. v. Uexküll verstanden werden. In diesem Ansatz wird versucht, die Frage des Placeboeffekts über die Integration von Semiotik, Entwicklungspsychologie und Elementen aus der Psychoanalyse zu beantworten. Th. v Uexküll greift hierzu die Peircesche Unterscheidung von »Erstheit«, »Zweitheit« und »Drittheit« auf. Auf der Ebene der unmittelbaren Sinnesqualitäten (Erstheit) besteht im Peirceschen Sinne noch keine Subjekt-Prädikat-Zuordnung. Nach Th. v. Uexküll entsprich die Erfahrung der »Erstheit« den frühen präverbalen Stadien der psychologischen Entwicklung. In der »Erstheit« werden gesundheits- und krankheitsbezogene Gefühle für die Erfahrung »heil sein«, »ganz sein« und »integriert sein« als unmittelbare, d. h. nichtsprachliche Qualitäten erlebt und integriert. Entsprechend vermutet Uexküll, daß die Krankheit immer auch eine Regression in die frühkindliche Erfahrung der »Erstheit« darstellt. Der Mensch erlebe sich nun auf einer unmittelbaren und nicht-sprachlichen Ebene als »unheil«, »unvollständig« und »nicht integriert«. In dieser Regression stehe die Wahrnehmung von Qualitäten im Vordergrund (Quali-Zeichen) und so kann eine entsprechende therapeutische Maßnahme das Gefühl der Hilflosigkeit aufheben. Dieses »Vermittlerzeichen« kodiert die Qualität »heil sein« (als ein ikonisches Zeichen) und sorgt dafür, „daß Selbst und Umwelt, set und setting, wieder Zusammenstimmen" (Th. von Uexküll 1997: 369).

Semiotische Erklärungsmodelle, wie auch in meiner Arbeit ausgearbeitet wurde, können Hinweise geben, wie ein Wirkmechanismus des Placeboeffekts aussehen könnte. Im Sinne des Ansatz von Th. v. Uexküll müßte sich dann empirisch zeigen, daß Placebo nicht gleich Placebo ist, d. h. ein »sinnaufgeladenes« Placebo, wie es die Symbolische Heilung darstellt, müßte eine andere *Wirkung* zeigen als ein »sinnentlastetes« Placebo, d.h. ein Placebo, das keine verständliche Bedeutung übermittelt. Die anthroposophische Misteltherapie als Beispiel für „Symbolische Heilung" könnte sich möglicherweise wirksamer zeigen als eine Nicht-Behandlung.

94

2.2. Psychosomatik

Die Psychosomatik stellt sich als Medizin der menschlichen Beziehungen dar. Es wird hier eine »optimale« Arzt-Patienten-Beziehung angestrebt, die unter der Voraussetzung einer »gleichberechtigten Partnerschaft und menschlicher Freiheit« zur Basis einer jeglichen medizinischen Behandlung werden soll. Die Psychosomatik begreift die naturwissenschaftlich ausgerichtete Medizin als unzulänglich, da in ihrer mechanistischen Denkweise wichtige Phänomene, wie z. B. die Compliance des Patienten, die Placebo-Wirkung oder die Selbstregulierung von Stoffwechselvorgängen durch den Patienten, weder erklärt noch in einem Behandlungsmodell berücksichtigt werden können (Weiner 1989).

Aus psychosomatischer Sicht wird jedes medizinische System letztlich durch subjektive Elemente konstituiert, nämlich durch die Wechselwirkungen zwischen Arzt und Patient und die jeweiligen Gesundheits-Krankheitskonzepte. Die naturwissenschaftliche Medizin hat jedoch eine Krankheits-Gesundheitstheorie entwickelt, in der das subjektive Empfinden des Patienten und des Arztes keinen Platz gefunden hat. Ihre Diagnosen basieren jedoch ihrerseits selbst auf Krankheitstheorien, die als sprachliche und symbolische Konstrukte auf den therapeutischen Prozeß rückwirken:

Uexküll/Wesiack (1991: 168f.) sehen beispielsweise in der Diagnose gleichzeitig eine Struktur, die schützt und 'Ängste abbauen läßt, denn durch eine rationale Interpretation des Krankheitsgeschehens können die emotionalen Probleme des Kranken den Arzt nicht berühren. Die psychosomatische Medizin fordert demgegenüber die Einbeziehung der Intersubjektivität und setzt sich das Ziel, sich den nicht-rationalen Aspekten der Behandlung zu stellen, auch wenn dies für den Arzt zunächst bedrohlich erscheine: „Sich nicht nur mit den naturwissenschaftlichen Krankheitsdiagnosen zu begnügen, fordert daher von 'Ärzte, daß sie sich neuer Unsicherheit und damit auch neuer Angst aussetzen" (Uexküll/Wesiack 1991: 169).

Die systemischen Aspekte der medizinischen Behandlung treten nunmehr in den Vordergrund. Für Uexküll/Wesiack (1991) wird die Beziehung zwischen Organismus und Umgebung zum zentralen Fokus der psychosomatischen Betrachtungsweise. Ein lineares Ursachen-Wirkung-Modell könne diese Beziehung nicht darstellen. Kreisförmige Modelle seien in dieser Hinsicht erforderlich, beispielsweise der

Funktionskreis von Jakob v. Uexküll[34] „oder mit dem Konzept des autopoietischen Systems von Maturana" (Th. v. Uexküll 1992: 24)[35]. Neue Impulse bekam diese Sichtweise durch die Entdeckung des Bobachters in der neueren Systemtheorie:

„Mit der Wiederentdeckung der Systemtheorie und der Zeichenlehre kündigt sich ein Paradigmawechsel an, dessen einschneidendste Konsequenz die Einführung des Subjektes in die Wissenschaften ist. Die Einsicht, daß Wissenschaft immer mit dem Beobachterproblem konfrontiert ist, findet in der Zeichenlehre in der triadischen Struktur des Zeichenbegriffes nach Peirce ihren Ausdruck. Damit wird außer dem Zeichen (dem Signifikanten) und dem bezeichneten Objekt (dem Signifikat) der Interpretant als dritter Faktor eingeführt. Er trägt der Rolle, die das Subjekt (als Interpret) bei jedem Zeichenprozeß spielt, Rechnung" (Uexküll/Wesiack 1991: 173).

Eine der wichtigsten Leistungen der psychosomatischen Medizin stellt somit die Wiederentdeckung des Subjektes in der Medizin dar:

„Unter psychosomatischer Medizin ist demnach nicht ein Zusatz zu der in Lehrplan, Prüfung und Approbation festgelegten Medizin, sondern eine Reformbestrebung der gesamten Heilkunde zu verstehen. Ferner spielt dabei das Verhältnis von Psyche und Soma zwar eine wichtige Rolle, aber die vorgenannte Aufgabe wird durch die Einführung eines Subjektes gelöst. Endlich bedeutet das nicht, daß eine Psychogenie körperlicher Funktions- oder Bauänderungen stattfindet, sondern daß Körper und Seele dasselbe ausdrücken" (V. v. Weizsäcker 1986: 518).

Auch Michael Balint stellt diesen Aspekt in seinem grundlegenden Buch: „Der Arzt, sein Patient und die Krankheit" heraus. Aus seiner langjährigen Seminararbeit mit niedergelassenen Ärzten stellt er fest, daß der zwischenmenschlichen Arzt-Patient-Beziehung eine wichtige Rolle für den Heilungsprozeß zukommt. Zugespitzt wurde seine Bobachtung durch den Begriff die »Droge Arzt«. Hier wird der Arzt nun selbst zum Heilagens, das sich über den Interaktionsprozeß positiv oder negativ auf den Patienten auswirken kann. Um den »pharmakologischen« Effekt dieses »Heilagens« zu verbessern, muß nun der

---

[34] Siehe auch Uexküll/Wesiack (1991: 172).
[35] Siehe auch Maturana und Varela (1994: 28).

96

Arzt nach Balint sein eigenes Verhalten reflektieren, um so eine heilsamere Arzt-Patient-Beziehung herstellen zu können.

Eine didaktisch-methodische Umsetzung dieses Programmes ist die Balint-Gruppe[36]. In der Gruppenarbeit wird versucht - über den Weg der Einsicht des Arztes in seine eigenen innerpsychischen Prozesse - eine Sensibilität gegenüber den subjektiven Erlebnissen des Patienten zu fördern, um therapeutische Mißverständnisse zu vermeiden. Wichtig ist für Balint die Klärung sogenannter „Sprachverwirrungen" zwischen Arzt und Patient. Letztere zeigen sich immer dann, wenn das „Kommunikationsangebot" bzw. Symptom des Patienten an den Arzt von diesem nicht verstanden wird und umgekehrt die Anweisungen des Arztes vom Patienten nicht angenommen werden. Um dieses Ziel erreichen zu können, muß der Arzt sich ein Stück weit von seiner medizinischen Auffassung lösen und eine psychotherapeutische Denkweise annehmen:

> „Der wichtigste Aspekt des Problems »praktischer Arzt und Psychotherapie« ist es, die angebotenen Beschwerden als Symptome der gesamten Lebensgeschichte des Patienten verstehen zu lernen. Um dies zu erreichen, muß der praktische Arzt von der klinischen Medizin unabhängiger, das heißt auch kritischer werden, damit er seiner eigenen Verwicklungen in die Probleme seines Patienten bewußt werden kann, um seine Antworten besser kontrollieren zu lernen" (Balint 1989: 132).

Eine »patientenzentrierte Medizin« ist nur möglich aus dem Verständnis heraus, daß jeder Mensch eine individuelle Wirklichkeit besitzt. Die Sprache ist ein Hilfsmittel, das uns die Rekonstruktion dieser individuellen Wirklichkeit des Patienten ermöglichen kann. Es ist aber nicht ausreichend nur auf die vordergründige Bedeutung der

---

[36] In den Balint-Gruppen werden zwei Sichten vereinigt, die der Psychoanalytiker und die der praktizierenden Medizin. Innerhalb einer Gruppensitzung werden Patientenfälle frei berichtet und mit den übrigen Teilnehmern diskutiert. Die Teilnehmer hören zu und geben anschließend Kommentare entsprechend den psychoanalytischen „Grundregeln des freien Einfalls" (Balint 1989: 46). Es geht um den Versuch, über die Inhalte hinaus die Gefühle bzw. ihre Bedeutungen für die »Interaktion« zwischen Arzt und Patient zu beleuchten. „Der Gruppenleiter hat die schwierige Aufgabe, der Gruppe zu zeigen, wie Krisen zu neuen Einsichten verhelfen, ohne der Neigung der Gruppe, von der Fallbesprechung in die Selbsterfahrung, zu folgen" (ebd.: S. 49). In der Gruppe werden die Fähigkeit zuzuhören, Geduld und Vorurteilsfreiheit gefördert.

Wörter zu hören, denn die subjektive Wirklichkeit des Patienten, ihre »Sinnstruktur«, steht hinter den Wörter. Die Wörter sind der Ausdruck des Patientenerlebens. Sie sind jedoch nicht identisch mit diesem Erleben. Das bedeutet, daß ihre eigentlichen Sinninhalte dem Arzt und dem Patienten zunächst verborgen sind und erst über eine Analyse der latenten Sinnstrukturen expliziert werden können. Arzt und Patient müssen gemeinsam einen Code finden, um diese *erlebte Wirklichkeit* des Patienten zu entschlüsseln (Uexküll/Wesiack 1991: 399f.).

Die psychosomatische Medizin stellt in diesem Sinne eine interaktions- und prozeßorientierte Sicht dar, durch die es möglich wird, subjektive Wirklichkeiten zu verstehen und sich den Bedeutungswelten des Patienten anzunähern und die »symbolischen Ebenen« der Interaktion (systemischer Prozeß) in die Behandlungen mit einzubeziehen. Hier zeigen sich Parallelen zu meiner semiotischen Betrachtung der symbolischen Heilung. Auch hier steht das subjektive Erleben des Kranken im Zentrum der Heilung. Ein Unterschied zeigt sich jedoch darin, daß in der psychosomatischen Medizin nicht verlangt wird, daß Arzt und Patient eine gemeinsame »Sinnwelt« teilen, sondern daß der Arzt seine Beziehung zum Patienten reflektiert. Überschneidungen beider Ansätze bestehen darin, daß in beiden Fällen die ,*power*' des Arztes vom Patienten anerkannt werden muß. Damit die Arzt-Patient-Kommunikation jedoch gelingt, muß in beiden Fällen eine gemeinsame ,*Sprache*' zwischen Arzt und Patient gefunden werden.

Die anthroposophische Misteltherapie als Symbolische Heilung gibt eine vorstrukturierte Sinnwelt vor, die sowohl den Patienten als auch den Heiler einbezieht, und so die Entwicklung des symbolischen Codes eventuell erleichtern könnte. Der Nachteil der Anthroposophie besteht darin, daß ihr Glaubenssystem nicht jedem zu vermitteln ist.

2.3. Salutogenese

Die *Salutogenese* (the origins of health) ist ein medizinsoziologischer Ansatz, der von Aaron Antonovsky (1988), im Kontrast zu einer ausschließlich auf die Pathogenese hin orientierten Medizin, entwickelt wurde. Die Salutogenese beschäftigt sich primär mit der Frage der Gesundheitserhaltung, d.h. den Bedingungen, unter denen Gesundheit aufrechterhalten und gefördert wird. Ausgangspunkt für Antonovskys Überlegung war die Beobachtung, daß es Menschen gibt, die schwere Traumata erlitten hatten (z. B. ehemalige KZ-Insassen), jedoch trotzdem eine »erfolgreiche Bewältigung« ihrer Geschichte vollziehen konnten. Antonovsky versuchte die Faktoren herauszuarbeiten, die die gesunde Verarbeitung begünstigten. Einerseits zeigte sich ihm die Ich-Stärke als eine wichtige regenerative Kraft. Zum anderen stellte er ein Bündel von Faktoren heraus, das Antonovsky mit dem Begriff *»sense of coherence «* umschrieb. Der *sense of coherence* zeigt sich bei einem Menschen dadurch, daß er "eine globale Orientierung, die ausdrückt, in welchem Ausmaß man ein durchdringendes, andauerndes und dennoch dynamisches Gefühl des Vertrauens hat, daß

- die Stimuli, die sich im Verlauf des Lebens aus der inneren und äußeren Umgebung ergeben, vorhersagbar, und erklärbar sind;

- einem die Ressourcen zur Verfügung stehen, um den Anforderungen, die diese Stimuli stellen, zu begegnen;

- diese Anforderungen Herausforderungen sind, die Anstrengung und Engagement lohnen"[37] .

Die drei Kompenenten des *sense of coherence* werden durch folgende Begriffe zusammengefaßt:

a) Verstehbarkeit (comprehensibility),

b) Handhabbarkeit (manageability) und

c) Bedeutsamkeit (meaningfulness).

Diese drei Komponenten des *sense of coherence* stehen miteinander in einem „dynamischen wechselseitigen Zusammenhang", können jedoch faktorenanalytisch voneinander unabhängig dargestellt werden. Eine Pilotstudie in Israel zur Entwicklung des Fragebogens zum *sense of coherence* zeigte auf, daß die drei Komponenten in einem hohen Maße miteinander korrelieren, aber faktorenanalytisch unabhängig sind. Diese Korrelation der Faktoren wurde von Antonovsky in dem Sinne gedeutet, „daß ein hohes Ausmaß an Handhabbarkeit stark von einem hohen Maß an Verstehbarkeit abhängt", und ein hohes Ausmaß an Verstehbarkeit wiederum nicht unbedingt bedeutet,

---

[37] (Antonovsky 1997:36).

„daß man glaubt, die Dinge gut handhaben zu können"[38] . Der von Antonovsky operationalisierte *sense of coherence* könnte durchaus geeignet sein, um Prognosen für die Chance einer zukünftigen Gesundung zu stellen. Hier ist es noch anzumerken, daß diese Tatsache noch nicht durch Langzeitstudien bestätigt ist.

Entsprechend fordert die Salutogenese, in die von ihr formulierten Bedingungen der Gesundwerdung ein umfassendes Therapiemodell miteinzubeziehen. Die Salutogenese lokalisiert sich als ein ressourcenorientierter Ansatz im Gesundheits-Krankheits-Kontinuum, wohingegen die konventionelle medizinische Auffassung die defizitäre und pathologische Seite Krankheit in den Blickwinkel stellt:

> „1. Sie führt uns dazu, die dichotome Klassifizierung von Menschen als gesund oder krank zu verwerfen, und diese statt dessen auf einem multidimensionalen Gesundheits-Krankheits-Kontinuum zu lokalisieren.

> 2. Sie verhindert, daß wir der Gefahr unterliegen, uns ausschließlich auf die Ätiologie einer bestimmten Krankheit zu konzentrieren, statt immer nach der gesamten Geschichte eines Menschen zu suchen – einschließlich seiner oder ihrer Krankheit" (Antonovsky 1997: 29f.).

Hierdurch verschiebt sich auch die Orientierung der Therapie. Insbesondere die Copingprozesse werden mehr in den Vordergrund gestellt:

> „3. Anstatt zu fragen: »Was löst aus (oder »wird auslösen«, wenn man präventiv orientiert ist), daß eine Person Opfer einer gegebenen Krankheit wurde?«, das heißt, anstelle uns auf Stressoren zu konzentrieren, werden wir eindringlich zu fragen gemahnt: »Welche Faktoren sind daran beteiligt, daß man seine Position auf dem Kontinuum zumindest beibehalten oder aber auf den gesunden Pol hin bewegen kann?«. Das heißt, wir stellen Copingressourcen ins Zentrum unserer Aufmerksamkeit.

> 4. Stressoren werden nicht als etwas Unanständiges angesehen, das fortwährend reduziert werden muß, sondern als allgegenwärtig. Darüber hinaus werden die Konsequenzen von Stressoren nicht notwen-

---

[38] Antonovsky (1997: 36f.).

digerweise als pathologisch angenommen, sondern als möglicherweise sehr wohl gesund – abhängig vom Charakter der Stressoren und
der erfolgreichen Auflösung der Anpassung" (Antonovsky 1997:
29f.).

Weis (1997: 112) weist darauf hin, daß Antonovskys Salutogenese
Prinzipien ursprünglich auf die Präventionsforschung hin entwickelt
worden seien, im Falle von schwer oder unheilbar kranken Patienten
die Frage nach der Gesundheitserhaltung nicht mehr in dieser Form
gestellt werden kann. Statt dessen müsse hier untersucht werden „inwieweit das Ansprechen und die Förderung gesunder Anteile im
Menschen zu einer besseren Krankheitsbewältigung oder Verbesserung der Lebensqualität [führen kann]". In diesem Sinne würde dann
beispielsweise die Psychoonkologie eine Erweiterung von Antonovskys Ansatz darstellen können, indem die palliative Behandlung
anstelle der körperlichen Heilung auf „ein inneres psychisches
wachstumorientiertes Konzept der Sinnfindung" ausgerichtet wird[39].

Ebenso in diesem Sinne weist Verres (1997: 25) auf das Potential der
Patienten hin, ihr eigenes Leben gestalten zu können:

> „Hilfesuchende Menschen sollen in diesem Sinne nicht primär als
> Patienten, nämlich als passiv leidende Objekte von Krankheiten und
> professionelle Behandlungsstrategien angesehen werden, sondern als
> aktive Forscher zur eigenen Lebenskunst".

Der Salutogeneseansatz hat mittlerweile in der medizinsoziologi-
schen Forschung sowie in der psychosomatischen Medizin, insbesondere in der ressourcenorientierten Psychotherapie, eine breite Reso-
nanz gefunden. Franke (1997: 169) stellt fest, daß „bis 1993 14.000
Personen in 20 Ländern im Rahmen von 113 Projekten mit dem Fragebogen [von Antonovsky] untersucht [wurden]". Insgesamt weist
das Konstrukt des *sense of coherence* eine hohe Validität und innere

---

[39] Weis (1997:110) sieht in ergänzenden Therapieformen wie der Mal-, Musik-
oder Tanztherapie „zunehmend einen festen und unverzichtbaren Bestandteil
psychoonkologischer Behandlung; sie dienen zum Ziel, dem Patienten über den
nonverbalen Ausdruck der eigenen Befindlichkeit und die Förderung der Erle-
bensfähigkeit eigene gesunde Anteile spüren zu lassen und damit eigene Ressourcen erfahrbar zu machen. Die Patienten erleben ihre eigene schöpferische
Kraft, was wiederum ihnen ermöglicht, Vertrauen und Selbstwertschätzung wieder zu finden und auf diese Art und Weise „salutogenetische Prinzipien erlebbar
zu machen".

Konsistenz auf (Franke 1997:172). Die in der Salutogenese entwikkelten operationalen Konstrukte des *sense of coherence* zeigen in der zum Teil empirischen Überprüfung und theoretischen Begründung eine Anzahl von Parallelen zu anderen psychologischen Konstrukten, insbesondere zu der Widerstandsfähigkeit[40] von Kobasa (1979), zu den Kontrollüberzeugungen[41] von Rotter (1966) und zu der Selbstwirksamkeit von Bandura (1977). *Der sense of coherence* ist ein überwiegend kognitives Instrument, das jedoch in hohem Maße mit seelischer Gesundheit korreliert. In zahlreichen Studien weist der Kohärenzsinn eine umgekehrt proportionale Beziehung mit diversen Formen von Angst auf (Franke, 1997: 172f). Novak (1998) sieht jedoch „Schwächen empirischer Prüfbarkeit" in Antonovskys Salutogenesekonzept. Das Instrument erfülle nicht alle Kriterien der empirischen Sozialforschung, dennoch liefere es einen wesentlichen Beitrag zur „theoretischen Orientierung gesundheitswissenschaftlicher Forschung und Praxis"[42].

Zusammenfassend läßt sich sagen: Die Salutogenese ermöglicht anstelle des defizitären Modells von Krankheit den gesunden Organismus mit seinen Ressourcen in den Vordergrund zu stellen. Eine gesundheitsorientierte Zielrichtung der Medizin stellt neue Fragen, die komplementäre Anworten zur Heilung ermöglichen können. Die Leistung Antonovskys besteht darin, ein meßbares Konstrukt für die Einschätzung der kognitiven Eigenleistung des Patienten zur Gesundung geliefert zu haben.

---

[40] „Kobasa betrachtet in ihr Persönlichkeitskonzept Widerstandsfähigkeit als Einheit aus drei unauflöslich miteinander verflochtenen Komponenten: Engagement, Kontrolle und Herausforderung" (Antonovsky 1997: 49).

[41] Krampen (1991: 12) schreibt hierzu: [Die] „Kontrollüberzeugungen von Rotter (1966) wurden eindimensional und bipolar als die über Situationen und Lebensbereiche generalisierte Erwartung einer Person darüber definiert, ob Ereignisse im Leben beeinflußt werden können (interaktionale Kontrollüberzeugungen) oder nicht (externale Kontrollüberzeugungen)."

[42] Novak (1998: 33) sieht den Wert des Salutogenesekonzepts in „dem zentralen Bezug des Konzepts SOC und damit des Begriffs „Salutogenese" zu Sinnfragen menschlichen Daseins. Was aus einer Darstellung der Komponenten des Konzepts und ihrer Verknüpfungen noch nicht unmittelbar vorgeht [..], erschließt sich aus der Anknüpfung an die existenzanalytische Thematisierung des Phänomens „Angst" [..]: „Meaningfulness" wird zur konstituierenden Komponente des SOC-Konzepts, und darin bewährt erst der interne Begründungszusammenhang dieses Konzepts seinen Anspruch auf Konsistenz" Novak (1998: 33).

Entsprechend können hier Forschungszweige entstehen, die komplementäre Antworten ermöglichen, in denen die Sinnwelt des Subjektes mehr Berücksichtigung findet. In diesem Sinne könnte die Mistel als „Symbolische Heilung" eine gesundheitsorientierte Therapie darstellen, die möglicherweise im Sinne der Salutogenese die Kohärenz des Erlebens verbessern würde. In diesem Sinne wäre zu vermuten, daß anthroposophische Patienten beispielsweise in Antonovskys Fragebogen zur Lebensorientierung hohe „sense of coherence"- Werte aufweisen.

3. Abschließende Bemerkungen

Meine Rekonstruktion des anthroposophischen Quellenmaterials zeigt auf, daß die Misteltherapie als ein System der Symbolischen Heilung zu verstehen ist. Die Wahrheit von Steiners System zeigt sich in einer symbolischen Wirklichkeit, deren Gesetzmäßigkeiten durch meine semiotische Analyse herausgearbeitet worden sind. Es stellt sich nun die Frage, inwieweit sich diese Sinnstrukturen real in den Erlebniswelten konkreter Subjekte niederschlagen, d. h. beispielsweise in den subjektiven Sinnwelten praktizierender Anthroposophen. Dies wäre in anschließenden empirischen Studien mit Methoden der qualitativen Sozialforschung nachzuweisen.

Ein weiterer wichtiger Punkt besteht in der Beziehung zweier medizinischer Systeme, die in der anthroposophischen Medizin zwangsläufig vereint werden müssen. Zum einen steht die Ausbildung der anthroposophischen Ärzte im Kontext des naturwissenschaftlich orientierten schulmedizinischen Denkens. Zum anderen beruft es sich auf eine mythologische Kosmologie. Die Frage stellt sich nun, unter welchen Bedingungen diese beiden Sinnwelten nebeneinander bestehen können.

Die meisten modernen anthroposophischen Ärzte sehen die von ihnen in der Krebstherapie verwendeten Mistelpräparate als ein pharmakologisch wirksames Medikament an. Diese Position erscheint aus der Perspektive der Ergebnisse meiner Arbeit problematisch. Innerhalb des anthroposophischen Systems ist die Wirkung der Misteltherapie mythologisch begründet. Ihre Wirkung ist hier symbolisch zu verstehen, sie ergibt Sinn auf einer religiösen, sozialen und psychologischen Ebene. Alle Versuche, die Misteltherapie in dem naturwissenschaftlichen medizinischen System einzugliedern, das heißt einen Wirksamkeitsnachweis im Sinne eines biologischen, physiologischen, pharmakologischen Modells zu führen, würden die spezifische Symbolik der anthroposophischen Kosmologie in seiner Semantik verändern, denn hier herrscht grundsätzlich eine andere Logik: die Logik der Metapher. Bestrebungen, die auf „übersinnliche Erfahrung" basierte anthroposophische Heilmittellehre in einer wissenschaftlichen Kausalität beweisen zu wollen, führt zu einer *Dissonanz*.

Es kann deshalb nicht zum Erfolg führen, diese beiden Systeme ineinander aufzulösen. Der Preis hierfür wäre entweder eine religiös-dogmatische Scheinwissenschaft oder die Zerstörung des metaphorischen Reichtums der Anthroposophie. Eine Alternative wäre, beide Welten innerhalb ihrer eigenen Sinnstrukturen nebeneinander bestehen zu lassen und den Nutzen dieser Koexistenz in einer semiotischen Pragmatik zu suchen. Wenn die Verbindung eines Subjektes mit seiner Umwelt nur über einen Zeichenprozeß möglich ist, dann stellt die ärztliche Praxis ebenfalls einen solchen Prozeß dar (von Zeichen zu Zeichen). Alle geistigen Prozesse, Emotionen und klinische Symptome stellen in diesem Sinne auch einen Zeichencode dar, für den in der Arzt-Patient-Beziehung immer auch eine Übersetzung in »Sinn« geleistet werden muß. Entsprechend dieser Betrachtungsweise schlage ich vor, die Frage der Wirksamkeit der anthroposophischen Misteltherapie nicht mehr unter dem naturwissenschaftlichen Blickwinkel zu betrachten, sondern im Hinblick auf die sozialwissenschaftliche Frage ihres »Sinns«. Psychotherapeutische oder sogar religionswissenschaftliche Fragestellungen wären meines Erachtens die angemessenere Form der Untersuchung dieser Heilsysteme.

VI. ZUSAMMENFASSUNG

Der Kernpunkt dieser Arbeit besteht in dem Nachweis, daß die anthroposophische Medizin als ein System der »symbolischen Heilung« im Sinne von Dow zu verstehen ist. Dies geschieht paradigmatisch am Beispiel der Misteltherapie von Krebs. Es zeigte sich, daß die Diagnose von Krebs, die Mistel und ihre Eigenschaften sowie die hieraus abgeleitete Therapie im Kontext der anthroposophischen Gesundheits- und Krankheitskonzepte ein schlüssiges »Sinnsystem« in der Logik der Metaphorik der »mythischen Welt« der Anthroposophen darstellt.

Die Analyse des anthroposophischen medizinischen Systems erfolgte mittels der Peirceschen Semiotik. Auf diesem theoretischen Gerüst wurde es möglich, die anthroposophische Miseltherapie in einer wissenschaftlich annehmbaren Weise zu beschreiben und zu analysieren. Dabei zeigte sich, daß die Mistel innerhalb der Anthroposophie *für etwas steht,* das heißt, daß sie aus dem *Verdinglichten* heraus als Bedeutungsträger, als „Zeichen", die Funktion eines Vermittlers zwischen »Heiler« und Patient sowie zwischen *Krankheit und dem Kranken* erfüllt.

Die Kosmologie Rudolf Steiners leitet die Wirkung der Mistel aus ihren mythologischen Eigenschaften ab, die »intuitiv durch eine meditative Innenschau« erkannt werden sollen. Spezifische pharmakologische Eigenschaften im Sinne moderner medizinischer Standards finden in Steiners Weltbild keine Berücksichtigung. Entsprechend ist auch die spezifische pharmakologische Wirkung der Mistel in der Krebstherapie nicht Gegenstand der Rekonstruktion des anthroposophischen medizinischen Systems. Der Versuch, das Konzept von Steiners Miseltherapie mit einer modernen naturwissenschaftlichen Pharmakologie in Einklang zu bringen, führt zu »Sinnstruktur-Dissonanzen«, da hier andere »Metaphern« gelten. Die Untersuchungsergebnisse werden unter den Blickwinkeln der Salutogenese, der Placeboforschung und der Psychosomatik diskutiert. Hieraus ergeben sich mögliche Ansätze, wie die Wirkung von Heilungsprozesse auf ein Individuum erklärt werden kann. Des weiteren wird gefordert, daß moderne Systemtheorien einbezogen werden, um die Interaktion des Individuums mit seiner Umwelt erfassen zu können. Nur so kann das Subjekt integral betrachtet werden und der *Moment* der Heilung als immer wieder neu *emergierendes Phänomen* verstanden werden.

VII. LITERATUR

Antonovsky A.: Salutogenese zur Entmystifizierung der Gesundheit. Franke A. (Hrsg.) Deutsche Gesellschaft für Verhaltenstherapie, Tübingen (1997)

Antonovsky A.: Unraveling the Mystery of Health. How People Manage Stress and Stay Well. Jossey-Bass Publishers, San Francisco London (1988)

Baer E.: Medical Semiotics. University Press of America, Boston (1988)

Balint E.:Vorwort. In: Nedelmann C., Ferstl H.: Die Methode der Balint-Gruppe, Klett-Cotta. Stuttgart, S. 16-51 (1989)

Balint M.: Die Gruppenkonferenz. In: Nedelmann C., Ferstl H.: Die Methode der Balint-Gruppe. Klett-Cotta, Stuttgart, S. 122-132 (1989)

Bandura A.: Self-Efficacy: Towards a Unifying Theory of Behavioral Change. Psychological Review 84: 191-215 (1977)

Barnard D.: Psychosomatic Medicine and the Problem of Meaning. Bulletin of the Menninger Clinic 49: 10-28 (1985)

Bateson G., Bateson M. C.: Wo Engel zögern: Unterwegs zu einer Epistemologie des Heiligen. Suhrkamp, Frankfurt/M. (1993)

Beecher H.K.: The Powerful Placebo. Journal of the American Medical Association 159: 1602-1606 (1955)

Bilu Y., Witztum E.: Culturally Sensitive Therapy with ultra-orthodox Patients; the Strategic Employment of religious Idioms of Distress. Israel Journal of Psychiatry and Related Sciences 31: 170-182 (1994)

Calabrese J.: Reflexivity and Transformation Symbolism in the Navajo Peyote Meeting. Ethos 22: 494-527 (1994)

Chomskys N.: Aspects of the Theory of Syntax: M.I.T. Press, Cambridge (1965)

Classen W., Feingold E., Netter P.: Der Einfluß sensorischer Suggestibilität auf das Behandlungsergebnis bei Patienten mit Kopfschmerzen. Neuropsychobiology 10: 44-47 (1983)

Degen R.: Placebo: Glaube als Medizin. Psychologie heute 15: 54-59 (1988)

Dow J.: Universal Aspects of Symbolic Healing: A Theoretical Synthesis. American Anthropologist 88: 56-69 (1986)

Evans F. J.: Die Unabhängigkeit von Suggestibilität, Placeboreaktion und Hypnotisierbarkeit. Experimentelle und klinische Hypnose 5: 1-17 (1989)

Fischer Ch.: Träumen Sie nach Freud oder nach Jung? Psychologie heute 8: 30-36 (1981)

Franke A.: Zum Stand der konzeptionellen und empirischen Entwicklung des Salugenesekonzepts. In: Antonovsky A.: Salutogenese zur Entmystifizierung der Gesundheit. Franke A. (Hrsg.) Deutsche Gesellschaft für Verhaltenstherapie, Tübingen, S. 169-188 (1997)

Gauler T.C., Weihrauch R.T.: Placebo. Ein wirksames und ungefährliches Medikament? Urban und Schwarzenberg, München Wien (1997)

Geertz C: Dichte Beschreibung. Beiträge zum Verstehen kultureller Systemen. 3. Aufl. Suhrkamp, Frankfurt/M (1994)

Goldman N. S.: The Placebo and the Therapeutic use of Faith. Journal of Religion and Health 24: 103-116 (1985)

Goyert A.: Das Erscheinungsbild der Krebserkrankung. In: Goyert A., Ollilainen P., Simon L., Treichler M. (Hrsg.) Der Krebskrankemensch in der anthroposophischen Medizin. 2. Aufl. Verlag Freies Geistesleben, Stuttgart, S. 16-66 (1993)

Grimes R: Ritual and Illness. Canadian Journal of Community Mental Health 3: 55-65 (1984)

Hartmann O.: Dynamische Morphologie. Embryologische Entwicklung und Konstitutionslehre als Grundlagen praktischer Medizin. Vittorio Klostermann, Frankfurt/Main (1943)

Hollan D.: Suffering and the Work of Culture: A Case of Magical Poisoning in Toraja. American Ethnologist 21: 74-87 (1994)

Hornung H.: Misteltherapie bei Krebs – wirksam oder nicht? Ärztliche Praxis 34: 2077 (1982)

Kiene H.: Grundlinien einer essentialen Wissenschaftstheorie. Die Erkenntnistheorie Rudolf Steiners im Spannungsfeld moderner Wissenschaftstheorien. Perspektiven essentialer Wissenschaft. Witten/Herdecker Universität (Hrsg.), Stuttgart (1984)

Kiene H.: Klinische Studien zur Misteltherapie karzinomatöser Erkrankungen. Therapeutikon 6: 347 – 353 (1989)

Kienle G. S.: Der sogenannte Placeboeffekt: Illusion, Fakten, Realität. Schattauer, Stuttgart New York (1995)

Kirsch I., Sapirstein G.: Listening to Prozac but Hearing Placebo: A Meta-Analysis of Antidepressant Medication. Prevention and Treatment. American Psychological Association 1 (1998)

Kobasa S. C.: Stressful Life Events, Personality and Health. Journal of Personality and Social Psychology 37: 1-11 (1979)

Kraft M.: Quellen und Studien zur Geschichte der Pharmazie. Die anthroposophische Heilmittellehre und ihre geistesgeschichtliche Beziehung zu Heilmittelkonzepten des 19. Jahrhunderts. Diss. Philipps-Universität Marburg, Band 27, Deutscher Apotheker Verlag, Stuttgart (1984)

Krampen G.: Fragebogen zu Kompetenz- und Kontrollüberzeugungen. Hogrefe, Göttingen. (1991)

Krampen M., Oehler K., Postner R., von Uexküll Th.: Glossar. In: Krampen M., Oehler K., Postner R., Uexküll Th. von (Hrsg.) Die Welt als Zeichen. Klassiker der modernen Semiotik. Severin und Siedler, Berlin (1981)

Kugler, W.: Rudolf Steiner und die Anthroposophie. 3. Aufl. Du Mont, Köln (1980)

Lieban R.: From Illness to Symbol and Symbol to Illness. Social Science and Medicine 35: 183-188 (1992)

Littlewood R., Dein S.: The Effectiveness of Words – Religion and Healing among the Lubavitch of Stamford Hill. Culture Medicine and Psychiatry 19: 339-383 (1995)

Mayring P: Einführung in die qualitative Sozialforschung. Eine Einleitung zu qualitativem Denken, 1. Aufl. Psychologie Verlags Union, München (1990)

Meyers Grosses Taschenlexikon: in 24 Bd. Bibiographisches Institut (Hrsg.) 22, Manheim Wien (1981)

Moerman D: Anthropology of Symbolic Healing. Current Anthropology 20: 59-66 (1979)

Moerman D.: Physiology and Symbols. The Anthropological Implications of the Placebo Effect. In: Romanucci-Ross L., Moerman D., Tancredi L. (Hrsg.) The Anthropology of Medicine from Culture to Method. Bergin and Garvey, New York London, S. 156-167 (1991)

Morse J., Young D., Schwartz L.: Cree Indian Healing Practices and Western Health Care. Social Science and Medicine 32: 1361-1366 (1991)

Novak P.: Salutogenese und Pathogenese: Komplementarität und Abgrenzung. In: Margraf J., Siegrist J., Neumer S. (Hrsg.) Gesundheit oder Krankheitstheorien? Saluto- versus pathogenetische Anzätze im Gesundheitswesen. Springer, Berlin Heidelberg, S. 27-39 (1998)

Oehler K.: Idee und Grundriß der Peirceschen Semiotik. In: Krampen M., Oehler K., Postner R., von Uexküll Th. (Hrsg.) Die Welt als Zeichen. Klassiker der modernen Semiotik. Severin und Siedler, Berlin, S. 15-47 (1981)

Oepen I.: Kritische Bewertung unkonventioneller diagnostischer und therapeutischer Methoden in der Zahnheilkunde. Fortschritte der Kieferorthopadie 53: 239-46 (1992)

Oevermann U: Ein Modell der Struktur von Religiosität. Zugleich ein Modell der Struktur von Lebenspraxis und von sozialer Zeit. In: Wohlrab-Sahr (Hrsg.) Biographie und Religion. Zwischen Ritual und Selbstsuche. Campus Verlag, Frankfurt/M., S. 27-102 (1995)

Oevermann U: Gebildeter Fundamentalismus oder pragmatische Krisenbewältigung. Manuskript Universität Frankfurt/M. März (1996)

Panu-Mbendele C.: Healing Techniques of the Bilumbu and Mikendi from Kasai (Zaire). Ethnopsychologische Mitteilungen 4: 113-127 (1995)

Paul G.: Spirituelle Alltagskultur Formationsprozess anthroposophischer Kultur untersucht am Beispiel von Baden-Württemberg. Universität Tübingen, Diss., Tübingen (1992)

Petzold M.: Indische Psychologie. Psychologie Verlags Union, München-Weinheim (1986)

Pfleiderer B.: The Semiotics of Ritual Healing in a North Indian Muslim Shrine. Special Issue: Permanence and Change in Asian Health Care Traditions. Social Science and Medicine 27: 417-424 (1988)

Ransmayr C.: Zur Konditionierung von Arzneimittel-Effekten im Bereich der Alkoholismus-Therapie. Universität Wien, Grund- und Integrativwissenschaftliche Fakultät, Wien (1981)

Ridder P.: Einführung in die medizinische Soziologie. Teubner, Stuttgart (1998)

Roberts A. H., Kewman Donald G., Mercier L., Hovell Melbourne F.: The Power of Nonspecific Effects in Healing: Implications for Psychosocial and Biological Treatments. Clinical Psychology Review 13: 375-391 (1993)

Rösing I.: Die Schließung des Kreises: Von der Schwarzen Heilung über Grau zum Weiß. Nächtliche Heilungsrituale in den Hochanden Boliviens. Mundo Ankari IV. Zweitausendeins, Frankfurt/M. (1991)

Rösing I.: Dreifaltigkeit und Orte der Kraft: die weiße Heilung. Nächtliche Heilungsrituale in den Anden Boliviens. Mundo Ankari II. Zweitausendeins, Frankfurt/M. (1990)

Rotter J. B.: Generalized Expectancies for Internal versus External Control of Reinforcement. Psychological Monographs 89: 609 (1966)

Sandner D.: Navaho Symbols of Healing. Harcourt Brace Jovanovich, New York (1979)

Scheffler A.: Wie wird aus der Mistel das Heilmittel. In: Glöckler M., Schürholz J.: Krebsbehandlung in der Anthroposophischen Medizin. Verlag Freies Geistesleben, Stuttgart, S.77-109 (1996)

Schneider P: Einführung in die Waldorfpädagogik. Klett-Cotta, Stuttgart (1982)

Schorsch Ch.: Versöhnung von Geist und Natur? Eine Kritik. In: Dürr H., Zimmerli W. (Hrsg.) Geist und Natur. 1. Aufl. Scherz, Bern München, S. 342-354 (1991)

Sich D., Diesfeld H., Deigner A., Habermann M.: Medizin und Kultur. Eine Propädeutik für Studierende der Medizin und der Ethnologie mit 4 Seminaren in kulturvergleichender medizinischer Anthropologie. Peter Lang, Frankfurt (1993)

Simon L.: Die Mistel und ihre Heilverwandschaft mit dem Menschen. In: Goyert A., Ollilainen P., Simon L., Treichler M. (Hrsg.) Der krebskranke Mensch in der anthroposophischen Medizin. 2. Aufl. Verlag Freies Geistesleben, Stuttgart, S. 129-177 (1993)

Skrabanek P., McCormick J.: Torheiten und Trugschlüsse in der Medizin. 2. Aufl., Verlag Kirchheim, Mainz (1992)

Sonnanburg K.: Meaningful Measurement in Psychotherapy. Psychotherapy 33: 160-170 (1996)

Steiner R.: Uralte Weisheiten und neue apokalyptische Weisheit. In: Steiner R.: Welt, Erde und Mensch, deren Wesen und Entwicklung, sowie ihre Spiegelung zwischen ägyptischem Mythos und gegenwärtiger Kultur (Zyklus von elf

Vorträgen gehalten in Stuttgart vom 4. bis 16. Aug. 1908). Rudolf Steiner Nachlaßverwaltung, Dornach/Schwiez, S. 32-47 (1960a)

Steiner R.: Die äußere Manifestation der geistigen Wesenheiten in den Elementen und kosmischen Entwicklungszuständen. In: Steiner R.: Welt, Erde und Mensch, deren Wesen und Entwicklung, sowie ihre Spiegelung zwischen ägyptischem Mythos und gegenwärtiger Kultur (Zyklus von elf Vorträgen gehalten in Stuttgart vom 4. bis 16. Aug. 1908). Rudolf Steiner Nachlaßverwaltung, Dornach/Schweiz, S. 636-677 (1960b)

Steiner R.: Die Entwicklung des Menschen im Zusammenhang mit der kosmischen Evolution. In: Steiner R.: Welt, Erde und Mensch, deren Wesen und Entwicklung, sowie ihre Spiegelung zwischen ägyptischem Mythos und gegenwärtiger Kultur (Vorträge vom 4. bis 16. Aug. 1908), Rudolf Steiner Nachlaßverwaltung, Dornach/Schweiz, S. 78-94 (1960c)

Steiner R.: Das Suchen nach übersinnlichen Erfahrungen, Spiritismus, Hypnotismus, Somnambulismus (vier Vorträge gehalten in Berlin im Jahre 1904). Rudolf Steiner Verlag, Dornach/Schweiz (1972)

Steiner R.: Dritter Vortrag, 18. Mai 1910: Krankheit und Gesundheit in Beziehung zu Karma. In: Offenbarungen des Karma. Ein Zyklus von elf Vorträgen gehalten in Hamburg zwischen dem 16. und 28. Mai 1910. Rudolf Steiner Verlag, Dornach/Schweiz, S. 55-75 (1975a)

Steiner R.: Vierter Vortrag, 19. Mai 1910: Heilung und Unheilbarkeit von Krankheiten in Bezug zu Karma. In: Offenbarungen des Karma (Zyklus von elf Vorträge gehalten in Hamburg zwischen dem 16. Und 28. Mai 1910). Rudolf Steiner Verlag, Dornach/Schweiz, S.76-92 (1975b)

Steiner R.: Reinkarnation und Karma, vom Standpunkte der modernen Naturwissenschaft notwendige Vorstellungen wie Karma Wirkt. Rudolf Steiner Verlag, Dornach/Schwiez, S. 9-28 (1975c)

Steiner R.: Fünfter Vortrag. Dornach, 25. März 1920. In: Steiner R.: Reinkarnation und Karma, vom Standpunkte der modernen Naturwissenschaft notwendige Vorstellungen wie Karma wirkt. Rudolf Steiner Verlag, Dornach/Schweiz, S. 30-45 (1975d)

Steiner R.: Geisteswissenschaft und Medizin. Vorträge über Medizin (gehalten in Dornach vom 21, März bis 9. April 1920). Rudolf Steiner Verlag, Dornach/Schweiz, S. 96-116 (1976a)

Steiner R.: Dreizehnter Vortrag. Dornach, 2. April 1920. In: Steiner R.: Geisteswissenschaft und Medizin. Vorträge über Medizin (gehalten in Dornach vom 21. März bis 9. April 1920). Rudolf Steiner Verlag, Dornach/Schweiz, S. 246-262 (1976b)

Steiner R.: Die drei Schritte der Anthroposophie. In: Steiner R.: Die Philosophie, Kosmologie und Religion in der Anthroposophie. Rudolf Steiner Verlag, Dornach/Schweiz, S. 9-27 (1980)

Steiner R.: Mein Lebensgang. Rudolf Steiner Verlag, 8. Aufl., Dornach/Schweiz (1982)

Steiner R.: Die Philosophie der Freiheit. 15. Aufl. Rudolf Steiner Nachlaßverwaltung, Dornach/Schweiz (1987)

Steiner R.: Das Organsystem und die Kräfte-Organisation. In: Steiner R.: Gesundheit und Krankheit. Themen aus dem Gesamtwerk 10. Wolff O. (Hrsg).
2. Aufl. Verlag Freies Geistesleben, Stuttgart, S. 157-177 (1988)

Steiner R.:Wahre Menschenwesen - Erkenntnis als Grundlage medizinischer
Kunst. In: Steiner R., Wegman I.: Grundlegendes für eine Erweiterung der
Heilkunst. 7. Auflage, Rudolf Steiner Verlag, Dornach/Schweiz,
S.7-19 (1991)

Thorne S.: Health Belief Systems in Perspective. Journal of Advanced Nursing
18: 1931-1941 (1993)

Treichler M.: Die seelische Konstitution und die psychotherapeutische Begleitung des krebskranken Menschen. In: Goyert A., Ollilainen P., Simon L.,
Treichler M. (Hrsg.) Der krebskranke Mensch in der anthroposophischen Medizin. 2. Aufl. Verlag Freies Geistesleben, Stuttgart, S. 66-107 (1993)

Uexküll J. von: Theoretische Biologie. 2. Aufl. Berlin: Springer 1928. Nach-
druck: Suhrkamp, Frankfurt/M. (1973)

Uexküll Th. von, Wesiack W.: Theorie der Humanmedizin: Grundlagen ärztli-
chen Denkens und Handelns. 2. Aufl. Urban und Schwarzenberg, München
Wien (1991)

Uexküll Th. von: Was ist und was will „Integrierte psychosomatische Medizin"?
In: Adler R., Bertram W., Hasg A., Herrmann J., Köhle K., von Uexküll Th.
(Hrsg.) Integrierte Psychosomatische Medizin in Praxis und Klinik. 2. Aufl.
Schattauer, Stuttgart, S. 17-34 (1992)

Uexküll Th. von: Das Placebo Phänomen. In: Psychosomatische Medizin. Uex-
küll Th. Adler R., Herrmann J., Köhle K., Schonecke O., von Uexküll Th.,
Wesiack W. (Hrsg.). 5. Aufl. Urban und Schwarzenberg, München,
S. 363-381 (1997)

Ullrich H.: Wissenschaft als rationalisierte Mystik: Eine problemgeschichtliche
Untersuchung der erkenntnistheoretischen Grundlagen der Anthroposophie.
Universität Mainz. Diss. Pädagogisches Institut. Neue Sammlung, Mainz
(1988)

Van Rossum W.: Die Bilder der Völker im Brühwürfelformat. In: Taz Nr. 5698
vom 28.11.98, S. 13 (1998)

Verres R.: Etüden zur Gesundheit. In Bartsch H., Bengel J. (Hrsg.). Salutogenese
in der Onkologie Krager, Basel New York, S. 20-36 (1997)

Vogel H., Scheurle H.: Iscucin-Viscum-Präparate. In: Wolff O.(Hrsg.) Die Mistel in der Krebsbehandlung. 3. Aufl. Vittorio Klostermann, Frankfurt/M.,
S. 159-167 (1985)

Vorstand und Wissenschaftlicher Beirat der Bundesärztekammer (Hrsg.) Memorandum: Arzneibehandlung im Rahmen der „Besonderen Therapierichtungen". Deutscher Ärzte-Verlag, Köln (1991)

Wagner R.: Krebs 160 Fragen und Antworten zur Therapie mit Iscador. Urachhaus, Stuttgart (1996)

Watson K. W.: Spiritual Emergency: Concepts and Implications for Psychotherapy. Journal of Humanistic Psychology 34: 22-45 (1994)

Watzlawick P., Kreuzer F.: Die Unsicherheit unserer Wirklichkeit. Piper, München Zürich (1988)

Weiner H.: Eine Medizin der menschlichen Beziehungen. Bemerkung zur Verleihung der Ehrendoktorwürde der Medizin durch die Technische Universität München am 14. November 1988. Psychotherapie, Psychosomatik, Medizinische Psychologie 39: 96-102 (1989)

Weis J.: Das Konzept der Salutogenese in der Onkologie. In: Bartsch H., Bengel J. (Hrsg.) Salutogenese in der Onkologie. Krager, Basel New York, S. 106-116 (1997)

Weizsäcker V. von: Psychosomatische Medizin. In: Weizsäcker V. von: Gesammelte Schriften 6. Körpergeschehen und Neurose. Psychosomatische Medizin. Suhrkamp, Frankfurt/M., S. 517-522 (1986)

Wittgenstein L.: Vortrag über Ethik. Suhrkamp, Frankfurt/M. (1989)

Wolff O.: Karzinom Stoffwechsel im Zusammenhang mit der Pharmakologie der Mistel. In: Wolff O. (Hrsg.) Die Mistel in der Krebsbehandlung. 3. Aufl. Vittorio Klostermann, Frankfurt/M., S. 51-70 (1985)

Wolff O.: Nachwort. In: Steiner R.: Gesundheit und Krankheit, Themen aus dem Gesamtwerk 10. Wolf O. (Hrsg.) 2. Aufl. Freies Geistesleben, Stuttgart, S. 178-183 (1988)

Zegans L. S.: The Embodied Self: Personal Integration in Health and Illness. Advances 4: 29-45 (1987)